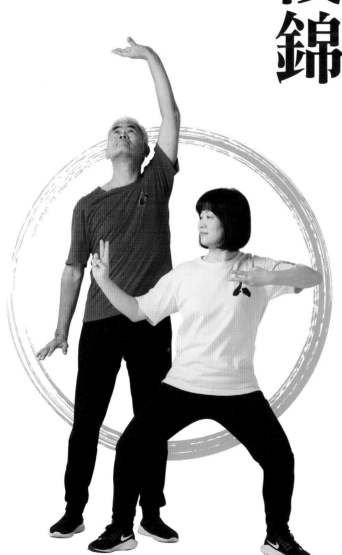

修練精解版

鬼手武醫
八段錦

張振澤——著

以正確觀念修練，
達成武術與醫術的體用關係

在中華民族獨有的養生氣功領域中，「八段錦」對我來說像是一本經書。這本經書雖然從來無法考據是出自何方，但每個時代都有它的修練者，依據這八個定式，根據自己修練的經歷，來詮釋它的功效。八段錦被世世代代留傳下來，因此也衍生出各種養生氣功，形成百家爭鳴、版本眾多的局面。就如同經書一樣，你盡可用你修練的智慧，用你最擅長的表達方式來開釋引領眾生，而只要掌握重點，自然就能獲得出乎意料的正向反饋。

多年來我從中華民族「武術」與「醫術」的角度來研習與修練八段錦，並開創了專屬於我的「武醫八段錦」。在這個過程中所修練的體悟，也透過教學持續分享給我的學員們。在本書中，並不特別強調我所研習的武醫八段錦有關「型」的教學，而是分享我從四個面向——調息、伸展、正脊、排毒——來探究與養生氣功的關係。

我以這些互動教學經驗為基礎的所思所得，希望能提供給八段錦及相關養生氣功的修練者或是教練參考。期望大家都能因此在各自的修練領域中得到更多的啟發，畢竟好的功法必須從正確的觀念與動作來修練，才能真正地達到中華武術與醫術的體用關係，繼而讓八段錦及相關養生氣功發揚光大，並能掌握其精髓，代代延續傳承的使命。

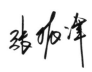

武醫八段錦的學員不乏社會知名極具影響力的人士，
為免引起不必要的困擾，分享文是以在館多年以上者為主進行邀稿。

不論幾歲，永不嫌晚的運動

從第一次跨進文大教室，接觸到鬼手武醫張振澤師父的「武醫八段錦」，到跟隨師父移師臨沂街「六合精武門」，不曾間斷的鍛鍊，算算已經邁入第九個年頭了！

有人問我為什麼可以這樣堅持做「一種」運動？也有朋友問我，為什麼年紀增長了還能維持著好的體態和行動力？當我認真想要回答時，才發現自己就只是這樣一直、一直學著做著，多年以後才驚覺與同齡人的差別。

若說沒有緣起，倒也不是事實，當年朋友講述師父和他的「八段錦」時就十分地傳神和吸引人，開始學習的我，真的慢慢從「鐵板」變得柔軟，然後在某一個寒流來襲的冬天，在我做完整套功以後，突然覺得全身氣血通暢，完全沒有一點寒意，從此更堅定了我的決心。

我慶幸自己在九年前走進文大教室，慶幸自己仍有著好體能，對生活依然充滿興味和好奇心。朋友再問我時，我會這樣回答：「不管你現在幾歲，開始動起來永不嫌晚！」

—— 徐佳緣 / 資深銀行退休人士，
曾擔任某大金控旗下銀行上海代表處首席代表，暨國內某銀行副總經理職務

不要錯過武醫八段錦的緣份

那年因為長期工作過勞、壓力太大以致體況極差，本來就近參加的瑜伽班因瑜伽老師退休、課也停了，正在煩惱的時候，好友玫芳提及有一個張振澤老師（張師父）正在文化大學推廣部開設「武醫八段錦」的課程，就在我家附近，可以試試看。

於是我就報名參加了，上完課覺得很不錯。而師父每星期三早上也在北新原野公園戶外實際帶班教學（這應該是師父草創時期的黃埔一期的八段錦班），就這樣我跟著師父、師兄、師姐十餘人每星期在公園一起練功，每次練完功全身筋骨伸展後，都覺得通體舒暢、心情愉快，然後大家一起午餐。

後來公園施工，只好變更練功地點，我們也就跟著師父繼續習功（中正紀念堂、板橋武館）。恭喜師父終於在2009年安穩地落腳於現址（六合精武門），我們這一班就這樣死忠地跟著師父練功超過了十年，此後我也沒有再參加其他的健身團體，可見師父及其功法的魅力。

這兩年因為疫情及家務勞累，沒有去武館好好練功，打完三次Covid疫苗後、反應激烈，全身筋骨和肌肉都僵硬、酸痛到夜夜失眠，必須靠消炎止痛藥、肌肉鬆弛劑、助眠劑等藥物勉強度日，只好趕快求救於師父。透過師父及宜芳師姐的「徒手療法」整復，並遵照師父教導的「自主復健法」做復健，我的體況已大幅改善，非常感恩。現在我又回鍋參加道館的「武醫瑜伽課程」來繼續保養身體。

總之，碰到師父的八段錦課程是「緣份」，習得師父逐步教導呼吸、吐納、調息的功法是「福份」，而要維持功力更要有恆心與耐力，畢竟「師父領進門、修行在個人」。

這本新書是師父多年研究及教學的精華，看到這本書也千萬別錯過這個練八段錦的「緣份」。

—— **謝平芳** / 前住都局正工程司兼景觀課課長

如同哆啦Ａ夢的智慧錦囊

我想說，就好像哆啦Ａ夢有很多錦囊，八段錦以前有聽過，透過張教練的講解教導，讓我深深感受到古人的智慧，就像我們今天還是覺得牛頓可以在蘋果樹下發現地心引力好厲害，古人也有智慧發現上天造的身體的奧妙。

—— 劉O君 / 美商軟體公司資深工程師

簡單就能為自己的健康存摺存本

俗話說「時間到了，師父就會出現！」

一點也沒錯！ 認識張師父的緣份是十多年前動完婦科手術，為調養生息，進而報名武醫八段錦課程，才深深瞭解八段錦被稱為「醫療氣功」不是沒有道理。

經由幾堂課的練習，我就開始有手指頭麻麻刺刺的感覺，原來這就是張師父口中說的人體本身就是一個小宇宙，每個人都可以自己產生電磁力，只要持續地練習武醫八段錦就可以提升自己的自癒能力。

武醫八段錦只有八式，對於當時忙碌上班族的我是非常好的選擇，相對容易記住及練習，打完八式也不會佔據太多時間。

如果無法練習完整的八式時，我就會練習第一式雙手托天理三焦，藉由第一式調理自己的五臟六腑並排氣（寒氣），當作一次簡單快速的日常保養。

依稀記得練習一年多的時間及飲食調整，我就很順利地懷孕生子，為了生活及照顧小孩，有很長的時間忘記要照顧自己的身體，現在我又開始和張師父學習，想為自己的健康存摺多存點本，很感謝張師父不厭其煩的教導。

—— 葉怡君 / 法人金融客戶關係經理

‖ 目次 Contents ‖

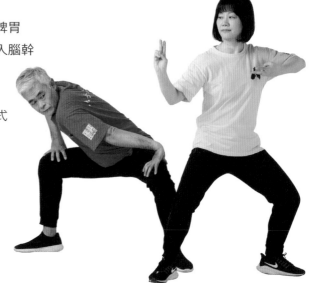

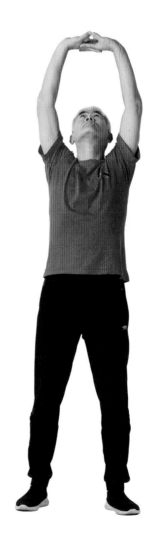

PART —— **6** 實際操練武醫八段錦
日日練功、祛病強身，人人皆能輕鬆入門！

PART —— 1

完全解構
武醫八段錦

調息 × 伸展 × 正脊 × 排毒，
一生受用的養生功法！

什麼是「武醫八段錦」？

由肢體運動和氣息調理
組成的健身方法

八段錦是在華人世界裡大家都耳熟能詳的功法。這一套無從考證是誰發明的功法，無論在哪個年代，都能在民間被各個名門大派所推崇，而在主觀意識強烈又封閉的武林，竟然是各家招式略有不同，但卻絲毫未損它神奇的功效。

若要定義八段錦，我們可以說，它是一種在中國古代被發明的健身方法，由八種肢體動作所組成，內容包括「肢體運動」和「氣息調理」。有人認為，八段錦是氣功的一種，經由演變，也被視為中國武術的一種。

八段錦和五禽戲、太極拳等等都是在民間廣為流傳的健身方法。1982年，中國衛生部、教育部和當時的國家體育委員會發出通知，把八段錦等中國傳統健身法作為在醫學類大學中推廣的「保健體育課」的內容之一。2003年，中國國家體育總局把重新編排後的八段錦等健身法作為「健身氣功」的內容向全國推廣。

從「八段錦」這個名稱來看，一般認為有兩層涵義：

1. 表示這是一種集錦多種練習方法的功法。
2. 源自一種名為「八段錦」的織錦，表示練習時動作連綿。

而根據北京氣功研究會所言，八段錦已經被北京氣功研究會列為是唯一的「醫療氣功」，他們經過十年努力，針對三十八套氣功的功

法，進行大量的臨床應用與科學實驗後，於1979年第一屆的全國醫療體育學習班首度發表。

九到九十九歲都適用的
全民健康運動

中華民國中醫抗衰老醫學會則在第七十屆國醫節學術研討會暨慶祝大會中，示範「e世代八段錦」。八段錦流傳至今已有八百年，是一套獨立而完整的養生功法，作用是滋陰助陽、培元補氣、疏經通絡、調理臟腑，長期鍛鍊可使人陰平陽祕、內強外壯、耳聰目明、益壽延年，古人把這套動作視為袪病保健的功法，分八段，因此稱為八段錦。學成之後，十到二十分鐘就可做完一套八段錦，老少咸宜，更適合e世代上班族隨時隨地練習。

三軍總醫院中醫師蔡運寧曾表示，2017年時，衛福部為了促進全民健康，希望提倡一種所有族群都適合的運動，當時她和幾位醫師一起研究，最終選擇了八段錦。蔡運寧醫師並表示，由於八段錦從古至今有非常多門派，他們結合中醫經絡、臟腑及生理功能等理論，將這套功法調整為九到九十九歲都適用的動作，取名為「醫學八段錦」。

以上摘錄近代各家對八段錦的評論與薦言，供各位參考，而更細緻的剖析則詳載於隨後的章節中。這本書將從「武術」與「醫術」的角度，來為大家剖析這簡單有效的八式。希望從此過程中能激盪出更多的錦囊妙技，讓好的功法就是能海納百川似的融入在各家不同形式的八段錦操演上，達到事半功倍的效果。

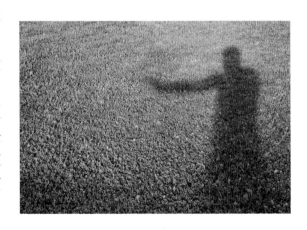

全新觀點！
從「四個面向」來看
武醫八段錦

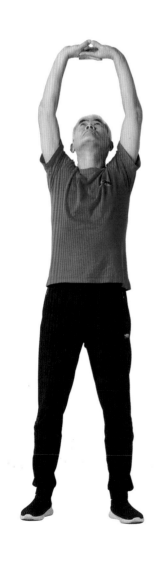

面向1：調息

　　當胎兒離開母體，獨立生存的第一件事就是「呼吸」，而當人從這個世間畢業，也就是嚥下最後一口氣的時刻，我們稱他「功課做完了」。所以呼吸關乎著人的一生，而呼吸的品質也反映出人的體質。從我們老祖宗的十二經脈流注可以發現，我們一整天的呼吸對應著人體十二經絡的強弱輪值，而凌晨一點到五點的睡眠是人體排毒也就是理肝清肺的時刻，這時如果呼吸是輕緩從容地鼻進鼻出的深度睡眠，一早醒來就會明顯地感覺到全身如充滿電一樣的精神飽滿。

　　而當我們運動也就是耗氧最劇烈的時刻，如果從事的是對抗性或競技性的運動，我們不難發現，在一陣子的強烈肢體動作爆發後，會讓身體有力氣放盡、全身癱軟、短暫罷工的現象。那時的呼吸已經不光是靠鼻，而是連口也自然地打開幫忙吸氣，以幫助身體盡快地

恢復既有的活動能力。於是聰明的老祖宗發現了我們人在劇烈運動時，光靠胸腔呼吸是不夠的，如果運動時也可以跟晚間睡眠時一樣，納入腹腔來呼吸，也就是吸氣時腹部緩緩地鼓起，吐氣時腹部如洩氣的皮球般漸漸縮小，不但能維持運動品質，而且因為比別人多爭了一口氣，而更能有突破性的表現，這個動作我們稱之為「吐納」，亦稱之為「深呼吸」。

人從生下來就離不開呼吸，即便是白天活動、晚上睡眠，無論耗氧的大小，都需要呼吸。我們在一呼一吸（稱之為「一息」）的狀態下，能跟身體做最好的互動，讓我們在耗氧小於納氣時，有機會來協調管理身體所需，而這個過程稱之為「調息」。其中有兩個關鍵點，那就是在深長的吐氣之後會有個短暫停的現象，同時在深吸氣之後也會有個短暫停的現象，這兩個靜止的狀態，在呼氣之後的稱之為「停氣」，而在納氣之後的稱之為「屏氣」（也就是將氣存入下腹部）。

這個「吐、停、吸、屏」的四個動作，就是我們人類最簡單的養生術，也稱之為「調息術」。千萬別小看這麼簡單的調息法，它在平時能讓我們具備意想不到的免疫力，更在亞健康或是積勞成疾時啟動身體的自癒力。事實上，種種先進醫術的最終目的，就在於喚醒我們的自癒力。因為身體是自己的，也只有自己才能真正地為自己的身體做好保健。

而這個調息養生的功法，是如何以「一息」之間的運作，在我們體內發揮出強大的免疫力與自癒力呢？八段錦流傳下來的只有八個定式，我們又是如何將調息運用在八段錦的操練中？在本書後續的第二章會有詳盡的介紹，各位也可將這樣的調息術試著融入您目前所操練的八段錦中，相信肯定會讓您有意想不到的功效。

面向2：伸展

八段錦又名「拔斷筋」。很多人以為，「拔斷筋」是八段錦的諧音，其實中文的奧妙就如同八段錦一樣，很生活化地將中醫的精髓融入淺顯易懂的八式動作中，以最簡單有效的方式，循序將「調息、伸展、

正脊」由淺入深地透過自主的操演，最後達到健康「排毒」的功效。

　　既然談到養生功法，就必然要提到中西醫最大的分水嶺──經絡。大家都知道，「經絡各屬臟腑，外絡枝節」，而這枝節就是人體的關節，關節的靈活對於經絡的通暢起了關鍵性作用。關節正是所謂的「筋」，即韌帶與肌腱最集中的地方。要讓循經絡而行的氣（也就是西方所測出的生物電磁力），能通暢無阻、自然地通過這些關節，其前提是，關節必須做到最大的伸展，也就是說，讓關節靈活的門要打開，就有如「拔斷筋」的臨界一樣。所以就肢體的伸展面來究研八段錦，就有如「拔斷筋」一般。

　　人體的七大關節，關關相互也相護，其中最大的兩關為「肩關節」與「髖關節」。肩關節上撐頸關節，下援上肢的肘關節與腕關節，此為手三陰陽經的必經關卡。而髖關節不但作為脊椎的根基，更是下肢膝關節與踝關節穩定的基礎，同時肩負著足三陰陽經的必通之關。所以，肩關節與髖關節是為七大關節的關「健」，此兩關節更在脊椎的首尾兩端發揮了上下呼應之效，成為全身運動協調的樞紐。

　　經絡所循行的路徑，不似血管、氣管、淋巴管，是沒有管路的，它循著身體低電阻的路徑而行，因此很容易因為肌肉的緊繃，或是因為外在的暴力或是肌肉不平衡的拉力而造成骨骼的偏位，以致經絡路徑的改變。換言之，經絡於人體是活動的，不能用管路來控制。在這樣的認知下，關節的靈活伸展，對於經絡來說就是一個非常重要的關鍵因素。

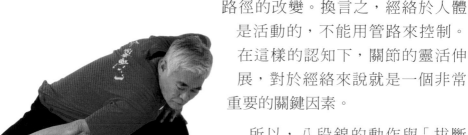

　　所以，八段錦的動作與「拔斷筋」在實務操作上有異曲同工之妙，而非僅是諧音的雷同，這是每一位修練或教授八段錦的人都必須認知的。身為教學者，我們可以不必讓學習者一次到位地做出「拔斷筋」

的標準動作，但至少要能循序地從專業知識與實務操作中，輔助學習者達到經絡暢通的最高境界——「拔斷筋」。把正確的動作與觀念傳承，才是我輩教練們責無旁貸的義務與責任！

面向3：正脊

對任何一個養生功法而言，我深信「正脊」是非常重要的一點。因為唯有正脊，氣才能真正暢通運行於任督二脈中，而所有出自椎間盤的神經，也才能得到正常的運作空間，進而完全發揮它們達成傳達與協調各器官能量與肢體狀態的功能。以八段錦來說，可以用循序漸進的方式達成正脊，即藉由不同層次的伸展、轉動，進而清除椎間盤的阻礙物。

在整條脊椎（又稱之為龍骨）之中，我們最常發生狀況的部位就是「頸椎」，其次是「腰椎」。因為胸椎與薦椎各自有胸廓及髖關節給護衛住，而頸椎又比腰椎纖細很多，因此受到兩側肌肉拉力的影響也較大，同時它也是所有神經通往腦幹的最後一段，對整個身體來說，可以說是牽一髮而動全身的重中之重。

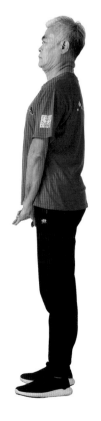

若要論「脊椎的正骨」，我們必須先了解骨骼與肌肉的關係。在整個身體的結構中，最重要的不外乎是肌肉、骨骼與筋（廣義的說就是軟組織，狹義的說就是韌帶、肌腱、椎間盤與半月軟骨）。如果我們用「主動」與「被動」來區分這些組成份子，很明顯地只有肌肉才是唯一的主動，因此，屬於臟腑的平滑肌有自律神經控制，屬於肢體的骨骼肌有運動神經來控制。而相關的肌腱負責肌肉產生肌力的傳動功能，韌帶擔負的是骨骼與骨骼之間連接的要務，椎間盤與半月軟骨則是具有緩衝及釋壓作用，屬於身體重力的防護。

中醫基理有所謂的「整骨不整肌，好似不懂醫」。也就是說，要能真正完成一個完整的推拿整骨動作之

前，必須要先將造成骨骼偏位的肌肉勞損做整復，解除了該肌肉對骨骼的過度拉力，再施予推拿正骨，才能真正的功德圓滿。

　　肌肉的勞損對於人體生理的反應就是痠痛，簡單的說，肌肉的痠是氣滯，而痛則為血瘀。氣滯可以靠按摩、泡溫泉、充分的休息等得到緩解，甚至復元。但如果是延滯性的痠造成的痛，則為血瘀，必然要靠拔罐的處理來去瘀，否則被緊緊夾在肌纖維內的瘀，不予以及時處理，長期下來就會從一條肌肉，因為代償作用而衍生成為肌群，肌群則因為上下傳動的代償作用，而形成結構性的損傷。最常見的就是脊椎側彎，或是頸椎骨刺所造成的手麻，腰椎則為下肢的神經出口，因此除了腿麻也會形成髖關節退化、長短腳、腳麻，乃至於膝關節退化、小腿容易抽筋、距骨下陷、站不久走不遠等證狀。

　　上述證狀都必須先從肌肉下手予以整復，因為只有肌肉保持著該有的彈性，才能真正保護到骨骼，及讓關節維持穩定的靈活度。有了肌肉、骨骼與軟組織的彈性支持，八段錦才能真正操作到「拔斷筋」的完全伸展，讓調息所產生的電磁力發揮出最大的功效。

面向4：排毒

　　無論任何養生功法，最基本的功效就是「排毒」。就「毒」的定義來說，它是體內不需要而必須及時排出體外的代謝物。通常我們所知的是，肚臍以下的下腹部是人體暫存代謝物之處，無論是以固體、液體與氣體形態所存在的代謝物，可以靠膀胱及肛門排出體外。至於代謝物留存在運動肌裡造成的痠痛，就是一般稱呼的「亞健康」狀態；越深入到臟腑的平滑肌，甚至骨髓，久滯不走就成為「疾病」，也就是我們常聽聞的「積勞成疾」；若在臟腑成瘀，就是所謂的「腫瘤」。

　　相信大家都有洗衣服的經驗，所以我們就拿洗衣機來譬喻吧！想要洗淨一堆衣物，就必須將衣物丟進洗衣槽，透過電源的啟動，進水偵測，靠各種循環水流的搓揉拍打，將雜質從纖維中剝離出來，最後再脫水烘乾。無論再髒的衣物都能透過這樣的過程煥然一新。

身體的排毒也是同樣的道理，首先必須有「電」，也就是我們從調息、正脊而來的生物電磁力，透過各種關節與肌肉的互動，有如「拔斷筋」的伸展，將體內各個器官不需要的滯留物，層層地往手足末端及代謝器官移動而排出體外。

這樣的過程在養生功法的領域中，是為「聚氣、養氣、運氣與用氣」。首先是將四氣聚於丹田，在耗氧極小化的操作下能養氣生息，這個所謂的「息」就是電磁力。這就有如存在銀行裡的存款越多，使之產生的利息也越多，本金加上利息，你能運用改善生活的資金也就越寬裕。所以有了前面的聚養，才有後面的運氣到督脈，透過監督百脈的系統來排毒。

養生氣功的操作，最明顯的就是「得氣」，而我們身體氣感最強的兩處，即為手足的勞宮穴與湧泉穴，一個位於手掌心，一個位在腳掌心。在中醫基理，上為火穴，下為水穴，透過養生氣功配合經絡與肢體的互動運作，能達到「水火相濟通百脈」的功效，因此，得氣之後，該穴位會有生理反應上的熱脹甚至麻刺感。此外，正脊能讓玉液還丹（這一點在第二章會再詳述），讓田產生丹，透過肢體帶動經絡的暢行，運用到周身，最終達到排毒的目的。

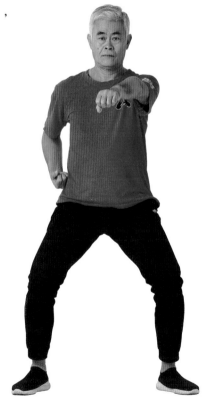

八段錦便是按中醫基理設計、對證臟腑的養生功法。它是以自體能做到的最大可能來強化身體的正能量，並以這些正能量驅逐體內所不需要的內阻及代謝物，藉此讓「扶正驅邪」的功效極大化。

修練武醫八段錦的
四大特點

　　前面章節所分享的是四個對任何養生功法來說，都該具有的操作條件，因為無論東方、西方、色種，凡是在地球上的人，身體結構都是一樣的。而針對八段錦，從過去的修練至今，有以下四點與共修們分享，期望能拋磚引玉，讓大家對八段錦或養生功法有更進一步鑽研的心得。畢竟中華武術的博大精深，不應該只放在爭輸贏、論高低的思維層次上，應以更開闊的心態來傳承與發揚。

特點1：八式對證

　　談到八段錦，自然地不該忽視它每一招式的命名，其名稱指涉的就是對修練該式時一個必須要達到的企圖心及目標。舉例來說，當你操作「雙手托天理三焦」時，除了動作學得像之外，操作者是否真正將理三焦的氣感給演示出來，而教學者是否也能真心透徹地分享自己的體悟，讓學習者達到理三焦的目的，更是重點。

　　而八段錦的八式，從三焦的系統疏理，到心肺的氣血促進，脾胃的調理，督脈的通關，乃至接下來的洗髓，到固腎疏肝理氣，以及最後的水火相濟以致通體的協調，每一式都有對其牽一髮而動全身的平衡對證。

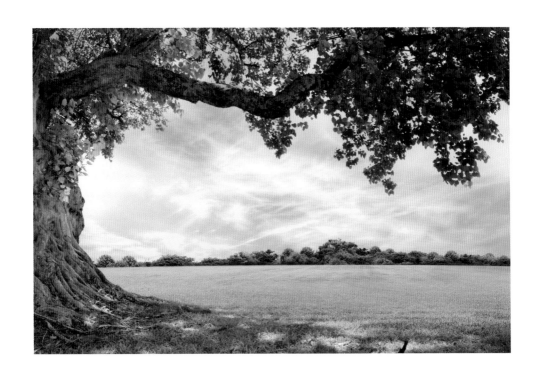

特點2：定步操作

　　八段錦的定步傳言是因應岳家軍長年征戰在馬鞍上體悟出來的，所以定步就成了八段錦的必然。其實以養生功法來說，著地的腳應有如樹根一樣，扎扎實實地扎進土裡，吸收地氣與水分，並如樹根般逐漸地往外延伸。

　　一般來說，大家修練時都較有感於手掌的熱脹，及指腹的麻刺氣感，但腳掌心的湧泉穴之所以稱為「水穴」，就是因為它是人體與地面接觸最後的一個竅，這個竅門打開了，就是人體能接地氣的關鍵。建議當我們修練八段錦並熟練到一個程度時，可以試著在晨起時赤足踩在有朝露的草坪上，或是滋潤的土地上，絕對能體會出「水火相濟」的暢快感。

特點3：空間自由

　　就著定步操作，手腳能伸展的極限，就是八段錦所需的空間。因為沒有遊走、沒有騰跳翻滾，所以操作者必須如前述樣落地扎根，像棵樹一樣展開枝葉，盡吸大地日月精華，功練得好就如神木般每一輪都更增添它的雄偉挺拔。

　　中華民族的醫術是從「天地人」四季、二十四節氣（太陽在黃道上每運行十五度為一個節氣）的變換、人與天地的互動觀察發展而來，所以才有「內視臟腑、外觀天地」，從動態平衡中來取得保健，並有所謂的上醫、中醫與下醫之分。而保健的最終目的，不就是人人都能成為自己的上醫。換到八段錦的主題來說，就是講究定步練功的環境。我們可以像樹一樣的練功，但畢竟我們不是樹，我們的優勢就是我們能夠移動，我們有對環境的感官，所以能在可能的範圍內選擇對我們身體最好的環境來操演。

特點4：簡單易學

　　我一直認為，一個習武之人要挑戰的其實是自己，面對你做不到的找出正確的方法，與能做得到的動作，循序漸進地達到你原先認為做不到的預期，而不是削足適履，明明認為那個動作是對的，但因為做不到而自己妥協了。

　　所以武術要與醫術互為體用。首先自己必須能確信，那樣的動作以自己的年齡、身體狀態可以做到。如果做不到，問題出在哪裡？是出於肌肉的勞損或是骨骼的偏移，乃至神經的被壓迫嗎？可以用正確的方式來改善嗎？八段錦又稱「拔斷筋」絕不是一個諧音，而是一個人人可以依自己能力達到的突破。沒有一場戰爭是靠防守贏的，所以縱使面對身體隨著年齡的退化也是一樣，正確自主的動作，能讓你永保年輕的身心。

武醫八段錦的操作要訣

我們在前面從四個面向來談養生氣功，並且說明了八段錦的四個特點，這一節要談的是操作武醫八段錦的八個要訣。八段錦的八式，各家雖有不同，但相對也有雷同之處，藉此拋磚引玉，或許能提供同修們或有志於推廣的教練們一些參考，讓這部經典功法，透過教學的觀摩，能更加簡單有效地廣為流傳。

❶ 先動作再吸氣

在八段錦的動作上，手部的上揚均為吸氣，但往往吸氣會習慣性地消耗掉很大一部分的氧，因此將吸氣與動作的配合次序稍作調換，先動手再吸氣，如此的氣感會更強。

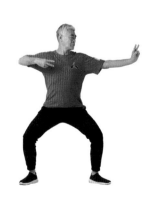

❷ 氣下丹田先擴胸

八段錦第二式的左右開弓似射鵰，強調的是心肺的伸展及理氣，因此兩個手肘平肩成一條線，不但能伸展開胸大肌，更能拉開心肌。肌肉伸展開了，氣自然地就能順暢流動，達到做此式的目的。

❸ 肩關節上下伸展的調理脾胃

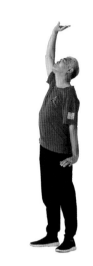

我們全身骨骼，活動間距最大的就是肩關節，尤其是上揚氣與肅降氣的上下按掌伸展，更能以掌根，以力引氣的讓脾氣上揚、胃氣肅降，達到胸腔的氣體循環，洗出死角的氣滯並予以排出。

❹ 轉開上椎位引氣從丹田入腦幹

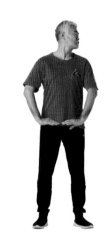

督脈的開關在大椎，大椎也是電磁力從仙骨進入命門、入頸椎、導入腦幹的最後一關，同時也很容易因為長期的低頭或姿勢的不正確造成肩頸的僵硬。因此轉頭到盡再抬頭收下顎的動作，不但能扭開開關，更能調整頸椎的正常曲線。

❺ 扭轉乾坤是關鍵

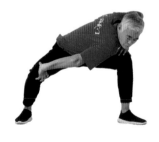

當我們想把一條濕毛巾扭乾時，一定是緊握頭尾的反方向扭轉，才能擠出毛巾裡的水分。八段錦第五式的搖頭擺尾，就是用脊椎兩端固定之後的扭力，將牽動臟腑的肌肉伸展開來，以便於恢復肌肉該有的彈性。

❻ 伸展不可一步到位

當脊椎得到扭轉的鬆開之後，最重要的就是拉開椎間盤的間距，於是會有五個角度的漸次伸展與旋轉，如此才能在最後的「拔斷筋」伸展，將氣導入龍骨、竄入腦幹，為身體最難活動開的神經根做疏導。

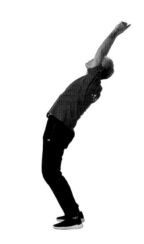

❼ 武術與醫術的結晶在七式

此式最能表現養生氣功的聚養運用，同時也為格鬥術的發力做了最好的詮釋，讓格鬥技能在鍛鍊肌肉來創造肌力的觀念下，發展出更具穿透爆擊的勁道，同時也能達到食補不容易的疏肝理肺效果。

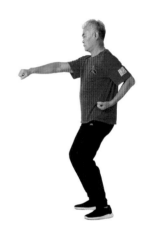

❽ 根要扎實抱氣歸元

此式的踮腳按掌讓湧泉與勞宮水火相濟，深蹲拉開脊椎兩端，促進督脈的運行，讓臟腑的能量能完全支應到周身的經絡與帶脈的協調，創造出最好的內視環境，以應節氣的變化與地氣的掌握。

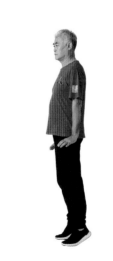

PART —— 2

「調息」為
武醫八段錦的根本

導氣為功，用最基本的保健法，
發揮強大免疫力！

調息第一步，
從認識「丹」與任督二脈開始

無論是令人遐想的武俠小說、電影，甚至到實際的練功，都常聽到「丹田」兩個字。在中華文化的基礎下，攸關人體健康的經絡與穴位的命名，皆有其深義。所以，依此來看「田」這個字，在以農立國的中華民族有著無可取代的天命地位，人們會因這個田的產出之物，而稱之為稻田、麥田、甘蔗田、棉花田等等。

那麼再照此邏輯來思考，「丹田」是指什麼呢？丹田，即為儲藏精氣神之處。而「丹」就是這個田的產出，為性命之根本。簡單的講，精氣神謂之丹。那麼這個丹是如何產生的呢？這個田又在哪裡？到底有多大的田？產出的丹又用在何處？

大家都以為中醫很玄，因為中醫講的東西如三焦、丹田等等，以解剖學角度解剖不出來、肉眼看不到、自然也測量不到。但是，「經絡」是近代被科學家測出來的人體能量之通路，它分佈在人體的全身，因為這個中醫基理的關鍵被科學儀器所測試到了，是一個活生生的頻譜圖，我們就能從經絡的角度來跟黃帝內經的養生對照。其實到最後會發現，中醫的科學真的領先儀器的檢測要好幾個世代。

丹田中的「丹」行走於任督二脈

經絡這個能量的通路，既是一個被測出來的電通路，而且這個生物電能的頻譜圖與每一個黃帝內經臟腑的經絡都能分毫不差地對應

到，那就足以證實人體的十二正經（指手三陰經、手三陽經、足三陰經、足三陽經）之存在。那這個對應到十二經絡的生物電能，又是怎樣生成的呢？這就要談到我們練功不可避開的「任督二脈」。無論你是練功或是傷病後的復癒，任督二脈都是必須先打通的關鍵。

我們人類用鼻呼吸，進入體內到肺的稱之為「宗氣」。日常食穀米，經脾胃轉化成精微物質，我們稱之為「營氣、衛氣」。而我們在娘胎中，靠一根臍帶傳導來自母體的能量到胚胎，培育而成人形，在剪掉臍帶後仍保留在體內的電能量，我們稱之為「元氣」。

宗氣、營氣、衛氣、元氣，這四氣匯聚到下腹部的丹田，經轉化成生物電能，也就是我們所稱的「丹」。這一路下來，氣從鼻吸入到下腹部的丹田，所走的路徑稱之為「任脈」。當生物電能（丹）在丹田產生之後進入仙骨（也就是薦椎），沿著脊椎一路過命門到大椎，最後進入腦幹抵達我們的腦部，在鼻下與任脈連接的電通路，就稱之為「督脈」。

任督二脈走這麼一圈要多少時間呢？這一圈就是我們所說的「一息」，也就是一個呼吸。所以你呼吸得快，它走得快；你呼吸得慢，它就走得慢。而這快慢與身體的健康又有什麼關聯呢？

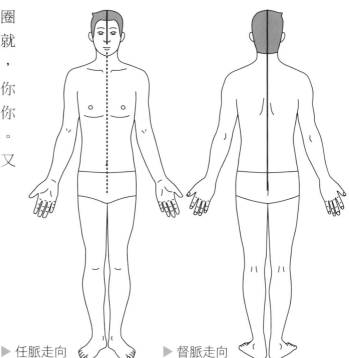

▶ 任脈走向　　▶ 督脈走向

煉丹必須熟練
「收腰」與「積氣」

　　我們靠鼻吸氣，氣從胸腔進入到腹腔的丹田區，聚養形成人體生物電磁力的「丹」，再到督脈，透過薦椎進入脊椎，最後導入腦部，在上唇與任脈交會，這就是一個呼吸（一息）。

　　當我們已清楚地了解「丹田」、「丹」、「任督二脈」的關係，接下來要談的就是如何「煉丹」。首先我們必須要知道的是，立國之本的「田」，這個田有多大？以及如何讓這個田的產值增加，往沃田走，而不是棄之不顧地成為旱田硬地。

　　丹田如生命之源，它不似大地的田是平面的，而是立體的，有長寬高，只不過，它是一個不規則的立體，跟著我們的身形而變化。它的最大界線，從人體正面看，為肚臍以下到骨盆底座的會陰背後，到腰部命門穴的兩腎之間。而這塊田需要的，除了種子之外，就是「水」。丹田的種子就是匯聚的四氣，而這個水從何來？絕對不是喝水的水，而是來自於舌根兩端的「金津」與「玉液」兩個穴位。

吐氣到小腹如真空的狀態 vs
氣與水充滿丹田的狀態

　　你知道「玉液還丹」是什麼意思嗎？何時會明顯感覺到「玉液還丹」的現象？那就是當你身體呈現放鬆的姿態，自然站直、收小腹，以鼻進行深長的細吐氣，一直吐到小腹的空氣似乎被抽到真空，這叫

做「收腰」，收到胸腔自然被挺起來，這時再抬頭平收下顎，讓呼吸成靜止狀態，你就可以慢慢感受到舌根兩端有口水湧出，一直湧到你想要吞下去時，只要將肚子放鬆，氣與水就自然地直入丹田。

當氣與水入丹田（下腹部）後，我們可能稍加用腹肌，盡量靠骨盆底部肌肉的力量，將腹部往外頂出，頂一次兩次三次，就叫做「積氣」，也就是將氣積滿整個丹田區之後呈靜止儲存的狀態。這時候如果你關注到放鬆的手掌，有掌心熱脹、指腹麻刺的明顯感覺，就是所謂的「得氣」，也就是煉到丹的意思。

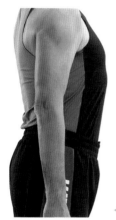 ◀收腰

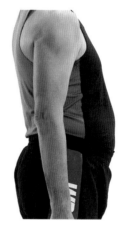 ◀積氣

簡單總結，這一整個動作就是以鼻輕緩從容地吐氣，並一邊收小腹，吐到小腹如真空狀，讓身體呈靜止狀態，這叫「停氣」。此時再抬頭收下顎，明顯感覺口水湧出而想吞嚥時就放鬆肚子，氣很自然地就被鼻子吸入。因為這是本能反應，因此不必刻意去吸氣，只要放鬆肚子，氣就自然地會往類真空的腹部竄入，這時唯一要用點力的就是腹部靠恥骨的肌肉，以力引氣，讓氣與水充滿整個丹田，加壓三次存入，這時身體也是呈靜止狀態，稱之為「屏氣」。屏氣越久，氣感就會越強。這個「吐、停、吸、屏」的四個動作，即為一息的「調息」，也就是煉內丹。

從「吐納」到「調息」的練習方式與口訣

了解呼吸與吐納的差異，才能達到煉丹的「調息」

呼吸方式可分為兩種，用胸部做氣體進出的動作時，稱之為「呼吸」，又稱之為「胸式呼吸」；而用腹部來做這個動作時，則稱之為「吐納」，以現代的說法就是「腹式呼吸」。以不同的方式來掌控氣體於體內的進出，這就是呼吸與吐納的差別。

我們必須知道的是，只有做吐納才有「調息」。因為胸式呼吸雖然也有將氣存入胸腔的「憋氣」動作，但無法因息產生「丹」，也就是前述所說的生物電能（西方稱之為生物電磁力）。至於我們煉出來的這個丹（生物電磁力），對人體有什麼作用呢？

它只有兩個特性，但這兩個特性非常、非常、非常重要。

1.它可以協助軟化血管。
2.它會直接往身體有氣滯的地方衝擊過去。

這也是為什麼它平時走的警戒巡邏路線我們稱之為「督脈」的緣故，也因為有它，才能靠這股能量來監督百脈，這就是督脈的由來。

那麼我們該如何在日常中煉丹（調息）？對於初練者而言，若只說「輕緩從容地呼氣、放鬆納氣」，可能還是有點抽象，那我們可以轉換成數據來實際練習看看。

「吐、停、吸、屏」的練習方法與九段口訣

①閉上嘴巴，用鼻以最慢的速度吐氣、收小腹，一邊默數「101、102、103、104、105、106、107、108、109」，收小腹收到胸部自然提起，抬頭平收下顎。

②接著停氣默數「101、102、103、104、105、106、107、108、109」。

③然後肚子放鬆，別馬上大口納氣，吸氣一邊默數「101、102、103、104、105、106、107、108、109」。

④接著將充滿於腹部的氣，用骨盆的肌力頂出，也就是往下深壓三次沉到底，屏氣默數「101、102、103、104、105、106、107、108、109」。

　　如此循環就是一個標準的調息練習法。

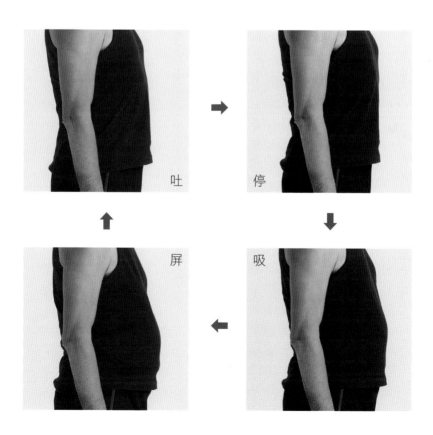

有些初練者可能在「吐、停、吸、屏」的過程中無法達到109，那麼先放輕鬆就好，能數息數到幾就先以那個數為基準練習，再慢慢增加，千萬別勉強，否則容易因為肌肉的緊張而頭暈。練此功法的要點還是「放鬆放鬆再放鬆」。

將屏停氣應用於八段錦，
能最有效驅除體內邪氣

不過也許有人會問，既然這些都是本能，那我們為何還要特地練習呢？因為再好再強的「武功」都必須靠自己練習才能得其竅門，更尤其是養生功法，能由自體產生抵抗力及自癒力，這是沒有「藥」可以替代的。所以每個人都必須靠自己練習，從練習的過程中一步步地調整自己達到四個九的基本標準。而在這樣的練功過程中，你也可以發現，當我們在停氣或是屏氣時，氣感特別強。

屏氣數息在人體的正常狀態下是遠多於停氣數息的，以此對應到武醫八段錦的定式會發現，當操作到定式時，手上的氣感非常強，而屏氣時是在聚氣養氣，溢出丹田的氣讓氣感變強，也有餘力來衝擊體內滯留與沾黏的邪氣（即痠痛、亞健康的來源）；而當停氣時，通常都是肌纖維伸展到最開時，這時也是協助生物電磁力去衝擊沾黏在肌理的邪氣的最好時機。所以，「拔斷筋」配合著調息，也就是在驅離體內的邪氣。

調息就是一種「練功」，
也是最佳的自主保健法

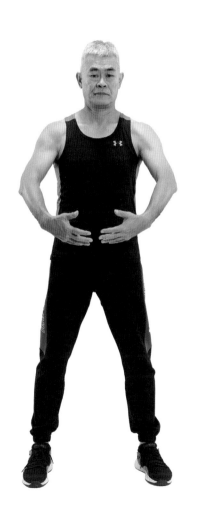

　　初練者都會問「練功很難嗎？我能學會嗎？」其實你只要會呼吸，每個人本能上就擁有「功」。功是一種能量，因此每個活著的人的體溫是熱的，練功只是讓活著的人能在各種挑戰人體的狀況下，依然保持著這個源自本能的「電磁力」，並在正確的機能運作下，發揮它正常的功用，不要被有心人過分的操作，而失去了它對於身心保健的本質。

　　那練功的第一步是什麼？是「吐納」。呼吸須用肺，我們的生命活動，非它不可，但如果我們的身體需要去創造更高機能的運作，甚至挑戰極限，光靠肺所在的胸腔是不夠的，必須要加上「腹腔」。所以簡單的說，活動靠呼吸，運動就必須依賴吐納，也就是胸腔加上腹腔。

　　在練功之前，我們再重新整理一遍「呼吸」、「吐納」、「調息」之間的差異，並掌握其重點。

呼吸

呼吸不要懷疑！只有用鼻子！鼻子是呼吸系統的器官，只有鼻子不通時才用得上吃東西、講話、唱歌的嘴。我們只要試著把身體靜下來，肌肉自然就會放鬆，這時候會有口液明顯增多的生理反應，也就是從喉頭兩邊的金津與玉液兩穴湧出，此時如果你將整條脊椎拉直（亦即腰椎與頸椎的弧度拉出），口液會更多。因此，貼牆站立或平躺在地面，都是讓身體靜下來呼吸的好選項。

吐納

吐納是指運用下腹部的空間（腹腔，也就是肚臍以下的丹田區）加入到呼吸的運動。丹田是一個區塊，從肚臍以下到後腰的兩腎之間都是這塊田的範疇。吐氣時收小腹，在意念上是將體內的氣抽離出腹腔；納氣時只要將下腹部放鬆，自鼻吸入的新鮮空氣很自然地就往末端的腹部湧入，所以此時的意念是將下腹部往外頂，讓丹田區的空間拉到最大。這樣「一吐一納」運用到腹腔的運動，稱之為吐納。而當我們維持著呼吸放慢時的靜置體位來操作時，很明顯地會感覺到兩手掌心與丹田區開始發熱，甚至有熱脹的感覺。

調息

若說吐納是呼吸的延伸，那調息就是吐納的延伸。其實當我們深夜熟睡之時，呼吸是很慢的，越慢表示睡得越熟。那時我們腹部的起伏自然比胸部要大得多，而且在吐氣與納氣之間都會有一個短暫的停滯現象，在吐氣之後的停滯，稱之為「停氣」；而在納氣之後的停滯，為了有所區別，稱之為「屏氣」。也就是說，有別於把氣存在胸部的憋氣，當我們輕緩從容地吐納之際，就是丹田區正在產生「功」，即電磁力發電的時候。因此，這時如果我們仍舊保持著安靜正脊的體位，便會發現除了掌心熱脹之外，十個指頭的指腹會有麻刺的蟻走感，這就是練功所謂的「得炁」。換句話說，練習將停氣與屏氣的時間延長就是練功。

將「小周天」奧義融入八段錦

我們在前面章節提過，人體的能量源自於丹田，也就是集四氣（宗氣、營氣、衛氣、元氣）注入丹田，氣化成「生物電磁力」。因為能量是熱的，因此也有人稱之為熱能。由此角度來說，丹田就成為人體的鍋爐，而既然這個熱能產生了，要如何輸送到我們體內的用戶，也就是各個器官及組織呢？其原理就像從電廠發電機出來的高壓電，透過電纜到各地變電所，轉換成家用電，再通往家家戶戶的電器用品一樣。

人體內這個供給熱能的鍋爐，也必須具備一個完整的網路系統來運作，這個系統的主幹道就是「任督二脈」。任脈負責集氣及氣化的轉換；督脈則透過椎間盤伸出的神經，及所謂的經絡（人體內低電阻相屬臟腑的通路），肩負起供輸的重責大任，如此形成一個完整的電力系統。

氣功中所說的「小周天」，就是我們講的「一息」，納氣走任脈，屏於丹田產生電磁力，吐氣時電磁力透過督脈開始運送，停氣時則達手足末端。一息之所以稱之為「息」，就是要輕緩從容地呼吸，當身體的耗氧小於補充進入身體的氣，才會有如將餘款存入銀行的利息產生，也如前述所言，放慢呼吸能讓身體的肌肉放鬆，透過吐納將鍋爐熱起來，如此在調息時才能產生源源不斷的熱能，充盈全身，這就是練功。

所以小周天走的就是任督二脈一周，也就是讓主幹道順暢運作起來，其延伸出去遍佈全身的經絡才能得到充分的能源，來啟動臟腑及各種組織的運作與新陳代謝。

因此當我們循序從呼吸練習到調息時，能將任督二脈熱活起來，脊椎調正，再操作對應於經絡的八段錦便能盡圓滿之功。至於誰需要練？只要是有呼吸的人都需要。在平時，它就是喚醒自癒力最好的自主保健法，而在亞健康或疾病時，更是最佳的自主復健功法。

PART —— 3

以武醫八段錦
做極致「伸展」

鬆動關節、鍛鍊肌肉彈性，
循序達到「拔斷筋」的境界！

鬆動關節，
讓筋達到淋漓盡致的伸展

「拔斷筋」就是讓氣循經絡暢行

　　經絡，即生物電磁力（氣）所走的路徑，沒有管路，沿著身體低電阻，如同河川從大地的低窪處匯流向大海一樣。在每條流向大海的河川上，如地形的肌肉或如高山的骨骼，都是會改變其流向的因素。所以，練功必得鬆肌、正骨，才能讓河川順流而下，除了滋潤大地的萬物生長，更將萬物更替所耗損的物資代謝入海。

　　這樣的概念對應在人體上那就是「拔斷筋」。很多人以為八段錦之所以有「拔斷筋」的別稱，是因為其諧音，但其實此名稱有更深遠的意義。所謂的筋，是肌腱與韌帶等軟組織的通稱，這些位於肌肉兩端連接到骨骼上的軟組織，它們最集中的地方，就是我們通稱的「關節」。所以，能把「筋」在溫暖的狀況下發揮到淋漓盡致的伸展，相對就是讓電磁力能循著一路綠燈的經絡，發揮它對於大地新陳代謝的功能。再簡單來說，「拔斷筋」就是讓關節靈活，以致經絡暢通之意。

　　我們在前面第二章已經分享過電磁力的產生，而如何善用電磁力達到排除骨骼肌（也就是我們運動所使用的肌肉）的痠痛壓力，進而配合著調息，真正釋出平滑肌（臟腑的肌肉）的氣滯甚至血瘀，這才是這一部「鬼手武醫八段錦修練精解版」企圖與大家共襄盛舉的意圖。所以在第三章我們分享的是七大關節的「拔斷筋」，而在繼之的第五章則分享平滑肌也就是臟腑的對證排毒。

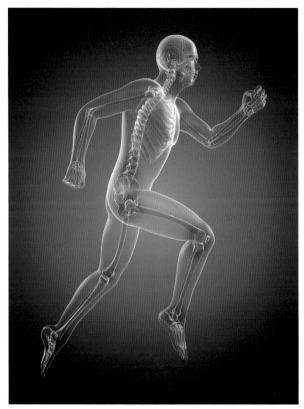

▲ 關節是人體能健康活動的關鍵,讓關節鬆動伸
展,氣才能順暢行走於經絡之中。

為身體注入百毒不侵的免疫力疫苗

　　要成就武醫八段錦「醫療氣功」的成效,關鍵第一步,就是把人
體的每一個關節都大開城門,並讓電磁力能一路「綠燈」般的迅猛通
關,而達到肢體末端,將邪氣迅速地驅離體外。唯有邪氣不著床的驅
離,才能真正達到練功的目的,讓正氣隨著每一個氣息充盈軀體,達
到「扶正」的效果。

　　扶正對人體的意義莫過於抵抗力與免疫力的提升,因為任何疫苗
都是以啟動自體免疫力為初衷,所以,世界上最好的疫苗莫過於自體
產生的「正氣」。修練八段錦,即為身體注入真正適合自己又最安全
的「疫苗」。

保持肌肉彈性！
從淺層到深層漸次伸展

運用肌筋膜伸展，
同步提升關節靈活度與肌肉彈性

　　筋最集中的地方就是我們身上的七大關節。關節的靈活又牽動著肌肉彈性的品質，肌肉的彈性不外乎是「收縮」與「伸展」的極致化。但如果只是一味地追求肌纖維的橫斷面來創造驚人的肌力，甚至犧牲了關節該有的靈活角度，更有甚者將肌肉練成如磐石般沒有彈性的硬掛在骨骼上，就更增加了不會與之起舞的心臟負荷，對身體所造成的影響就不止於肌肉的勞損，當然這絕不是我們養生或健身的目的。

　　那我們該如何正確地保持肌肉的彈性，而不因為年歲漸增而加劇它的退化？更明白地說，如何讓肌肉能維持在「拔斷筋」的最佳狀況下，既達到健身的目的，更能協助臟腑肌肉的排毒，讓我們的身體不因年齡的增長，而失去它該有的活動甚至運動的品質。

　　肌筋膜伸展（一般稱之為瑜伽）就是一個非常好的肌肉保健活動，因為它取決於兩個最重要的關鍵因素，一個是調息，一個是循序漸進的肌肉伸展。但坊間許多的瑜伽因商業化考量而巧立名目，致使成為運動傷害的最大殺手。

調息搭配由淺至深的體位變化，
才是健康安全的伸展

　　肌肉是層層相疊於串串相連的骨骼之外，因此它有淺層、深層之分，各有使命以發揮肌肉的鏈結力，以維持我們的正常活動與追求運動的最高品質。因此，肌肉的伸展必須從淺層往深層漸次地操作。如果只是為了突顯教練本身的能耐，而不顧學習者的體況，強加入高難度動作直接操作到深層的肌肉，雖然能取寵贏得掌聲，但那瞬間的拉傷很有可能在無法對證的復健下，成為學習者永遠與之共存的傷害。

　　而調息的運用更是必須隨著體位變化的動作，配合著電磁力的產生來衝擊痠痛處，讓氣滯甚至血瘀有機會離開肌肉的宿體，因此閉嘴的「吐停吸屏」才是真正操作的關鍵。

　　要知道，雖然收縮的肌肉會產生力量，但力量與氣的運行是相呼應的，哪裡用力，氣就阻斷在該處。所以，「肌筋膜的操作」最重要的是先鬆動，再配合吐納，將肌肉伸展開來，如此才能達到伸展的目的。請留意，或許你心裡想的是伸展，但操作時若是用力收縮，這將成為潛在的運動殺手。

▼肌筋膜的伸展，必須先鬆動再配合吐納
　進行，才能達到預期的伸展功效。

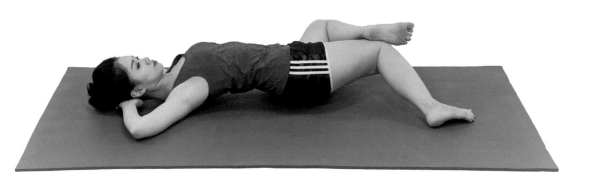

正確伸展「釋壓」，
解除肌群內的氣滯血瘀

「整骨不整肌，好似不懂醫。」這句話所闡釋的意義是：唯有產生力量的組織，才是真正掌控全局的關鍵。試想一副完整的骨骼被懸空吊掛著，如果沒有外力的風吹或是任何力量的觸動，骨骼自己會滑動嗎？能造成所謂椎間盤空間縮小，壓到神經，以至於嘴歪眼斜、耳鳴、手腳麻痛嗎？又如髖關節造成起坐困難，X光所反映出來的骨骼邊緣是非常清晰而明確的線條，這顯示出骨骼的本質是非常完整的，但為何要將完好的關節剷除，換上人工關節呢？

類似的情況還包括膝關節甚至腕關節與踝關節，其實真正的元凶都在於關節周邊的肌群太過於收縮而無法伸展，失去彈性所造成的。所以先將這些肌群內導致無法伸展的氣滯血瘀解除，稱為「釋壓」，再透過正確的復健動作與重量訓練，才是真正的根治之道。

總的來說，「調息」與「體位的變化」是骨骼肌伸展釋壓最重要的操作關鍵，千萬別輕忽。運動是為了健康，千萬別因為不正確地動，反而造成了運動傷害。

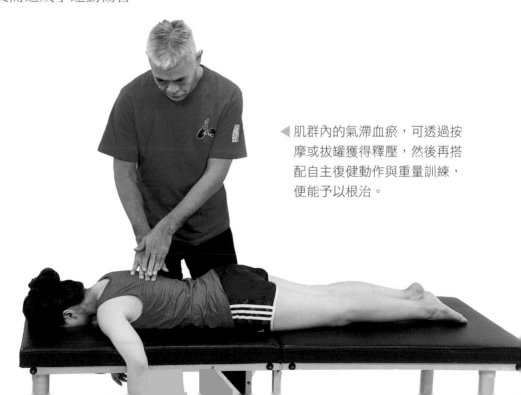

◀肌群內的氣滯血瘀，可透過按摩或拔罐獲得釋壓，然後再搭配自主復健動作與重量訓練，便能予以根治。

武醫八段錦的全面伸展

　　前述提到，人體的七大關節，關關相互也相護，而關節的靈活對於經絡的暢通會發揮關鍵性作用，而關節是韌帶與肌腱集中處，因此又與骨骼肌緊密相關。武醫八段錦的八式有如八個錦囊般，每一個錦囊都有對證伸展骨骼肌的妙技。每個體位變化，都有鬆動關節之功效，尤其「肩關節」與「髖關節」更是七大關節的關「健」。在下述內容中，將會一式一式做解說，並綜觀八式的「拔斷筋」精髓。

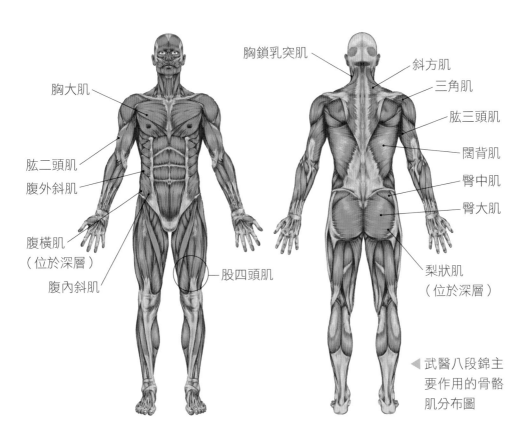

胸鎖乳突肌

胸大肌

肱二頭肌

腹外斜肌

腹橫肌
（位於深層）

腹內斜肌

股四頭肌

斜方肌

三角肌

肱三頭肌

闊背肌

臀中肌

臀大肌

梨狀肌
（位於深層）

◀ 武醫八段錦主
　要作用的骨骼
　肌分布圖

第一式 雙手托天理三焦

≫ 肩關節帶動全身的伸展

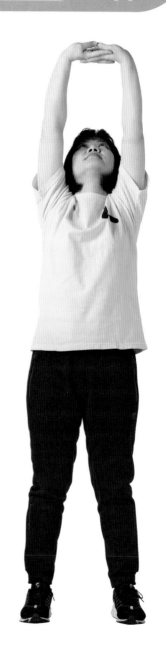

所謂的三焦，是指所有臟腑之間的聯繫及其對外溝通的通道，如果將身體以社區來比喻，臟腑即為家家戶戶，三焦就是家戶之間相互連絡的光纖網路、電訊、排水系統、自來水、自來瓦斯及用電。

我們體內所有的臟腑都是掛靠在脊椎的兩側，以肩關節的上提，帶動胸椎向上，抬頭托天，讓掌根如火車頭般來帶動整條脊椎的伸展，便是這一式極致伸展的重點。而八段錦之所以把「理三焦」列為第一式，除了能幫助肌肉、骨骼伸展，也因為它能讓四氣（宗氣、營氣、衛氣、元氣）匯合，幫助啟動整個身體的新陳代謝。

主要作用的骨骼肌

操練此式時，雙手高舉，脊椎隨之延伸，因此從肩膀、胸部、腹部、背部的肌肉都能獲得舒展，包含第一層的斜方肌、闊背肌、三角肌，以及第二層的大小圓肌、肱二頭肌、肱三頭肌、尺橈側肌群、擊掌肌（上肢肌肉群）等。

左右開弓似射鵰

第二式

>>> 肩關節橫向做心肺的伸展

人體的七大關節中，活動力最強的就是「肩關節」，無論是上提、外展、內旋、後提，整個肩胛骨的位移是超乎想像的。自古流傳的縮骨功，所練的就是肩關節的極限活動。

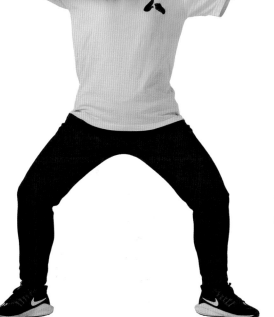

而人體的心、肺是由胸廓及背後兩片肩胛骨所護衛著，因此，如果肩關節能在四個角度都無障礙的伸展，心肺也能得到充分的運作空間來發揮其功能，否則老是縮胸低頭，心肺就失去了施展的空間，功能不彰是可預期的。在這一式中便藉由水平拉伸，讓在第一式中鬆開的肩關節再往不同方向伸展。此外，從底部支撐心肺的橫膈膜，更是能透過吐納上下移動達十公分，這也是吐氣停住來觸動心肺活動的關鍵。

主要作用的骨骼肌

操練時，大小臂要盡量平舉與肩同高，這時候主要伸展的肌肉為背部橫向的上斜方肌、肩部的三角肌、以及胸部的胸大小肌，這些伸展動作可解除肺部與心臟的壓力。

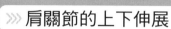

第三式 調理脾胃須單舉

》》肩關節的上下伸展

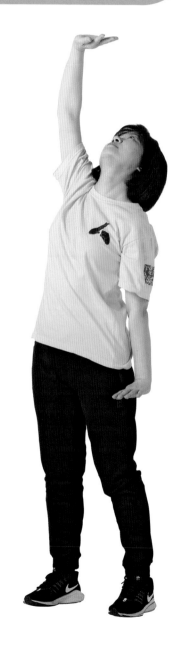

　　如果從黃帝內經類比，肌肉如地勢，骨骼如山形，對應到胃氣的肅降，脾氣的上升，如河川般的經絡，在一手高舉一手深垂的因勢利導下，經絡之電磁力於身體兩側形成了上下促動，軀幹內臟腑之氣形成一股強烈的巡迴流動，就有如洗衣機的循環水流般，讓胸腹腔內的氣機形成漩流，讓氣滯血瘀毫無死角地被漩洗出來。

　　在這種勢頭的設計下，上下手掌根的按掌，以力引氣，就是非常重要的操作竅門。肩關節在穩固的狀態下，也帶動了肱二、三頭肌及尺橈側肌群的極致伸展，讓脊椎兩側相對應的經絡，都能得到充分的空間釋壓。

主要作用的骨骼肌

當一手往上伸直，一手向下按掌，縱身線被拉到最長的時候，身體單側的上斜方肌、闊背肌、肱二頭肌、肱三頭肌、大小圓肌都會有所伸展。

第四式 五癆七傷往後瞧

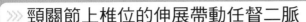

≫≫ 頸關節上椎位的伸展帶動任督二脈

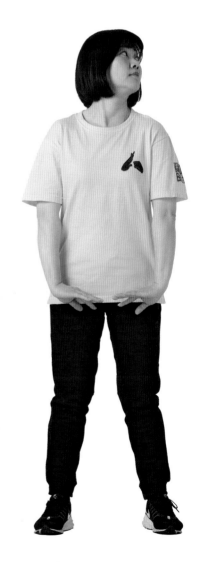

人體整條脊椎進入腦幹的最關鍵一段，即為頸椎。在頸椎的上、中、下三個椎位中，又以領頭的「上椎位」最容易因為兩側肌肉的不易伸展，而將壓力往腦幹擠進去。相對地，下椎位緊接著胸廓，所以較為穩固，不容易受壓迫影響。因此，兩邊肌肉的鬆緊對於椎位是否正位，扮演重要的關鍵。

轉頭將牽動上椎位的胸鎖乳突肌伸展開後，藉由按掌抬頭拉開頸椎與肩胛骨（即下顎與肩頭）的距離，是整個督脈之氣進入腦幹與顏面，與任脈交會形成小周天的重要關卡。轉頭按掌的動作本身，就是很好的自主伸展相關肌肉的復健與保健動作。

主要作用的骨骼肌

轉頭時，除了上斜方肌、胸鎖乳突肌獲得伸展，藉由按掌根打開三陰經原穴，並伸展尺橈側肌群，讓循環的電磁力能洗出上椎位椎間盤的氣滯。

搖頭擺尾去心火

第五式

>> 肩關節與髖關節帶動四肢軀幹的伸展

無論從活動或運動來看人體的結構，上肢與下肢之間的協調，最重要的關鍵就在於所謂的軀幹，也就是脊椎。而脊椎上接上肢、下連下肢的關鍵肌肉，即為「闊背肌」，它不僅是連接，更是穩固軀幹，及傳動下肢力量到上肢的唯一平台。因此，藉由活動肩關節、髖關節，循序地伸展脊椎兩側的闊背肌，是一個非常經典的伸展動作。這也是所有運動選手必練而不可忽視的基礎肌肉。

主要作用的骨骼肌

在這一式中，連接上肢與下肢的斜方肌與闊背肌，藉著肩部、腰部的轉動，由頸椎到薦椎能伸展到最大的極限。

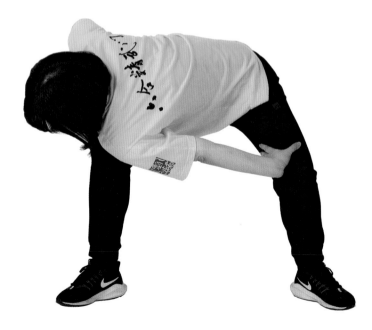

武醫八段錦的全面伸展

=第六式= 雙手攀足固腎腰

》》肩關節與髖關節帶動軀幹兩端的伸展

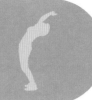

人體所有的神經，無論是控制骨骼肌的前枝運動神經，或控制臟腑平滑肌的後枝自律神經，皆源自於整條脊椎的「椎間盤」，所以整條脊椎的前、後、左、右伸展，對於維持神經根運作空間的保障是極為重要的。因為自律神經的失調，或是四肢的疼痛到麻，都與所屬神經的壓迫，有著不可分割的對應關係。而神經的保健無論中西醫，在後天的治療上，都不是一個簡單輕鬆可以處理的問題，因此平時在正確觀念下進行自主保健，是我們絕對不可忽視的關鍵。

主要作用的骨骼肌

這一式的動作較大，會有五次鬆腰旋體的動作，在此過程中主要由斜方肌、闊背肌、股四頭肌、肱三頭肌、大小圓肌發揮作用。

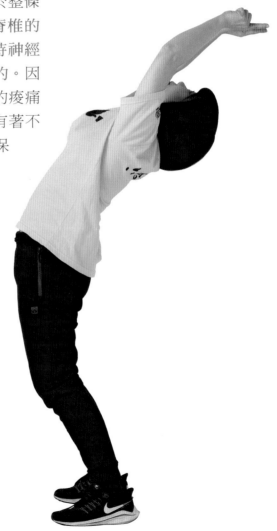

攢拳怒目掙力氣

第七式

》肩、肘、腕關節正確的動態伸展

要說中華武術與全世界任何武術最大的分野，除了文化底蘊之外，在施力的方式上，八段錦的這一式絕對是經典。因為它不靠肌力就能巧妙地運用軀幹的反彈力，來啟動整個來自於丹田的電磁力，並運用肢體將電磁力灌刺爆進於接觸物的內部，無論是人體或是被打擊物。在速度與爆發力上更是截然不同於肌力運用的層次，因此即便是手無縛雞之力的瘦弱女子，也能在「必要」時正確地釋放出驚人的潛力，擊殺對手。左手一點鐘方向，右手十一點方向，低於肩、平於胸窩的出拳，更能將上肢肩、肘、腕關節鬆動正位，可說是所有地表萬般拳法皆歸宗於此的必練功法。

主要作用的骨骼肌

此式的蹲馬步擺拳、扭腰、出拳，需要依靠從背部、腰部到下肢的肌肉運作，其中主要發揮力量的分別有斜方肌、闊背肌、胸鎖乳突肌、腹內外斜肌、腹橫肌，以及股四頭肌。

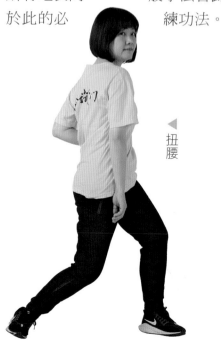

◀ 扭腰

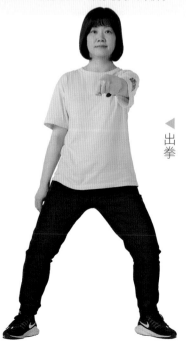

◀ 出拳

第八式 背後七顛百病消

>>> 髖關節帶動七大關節伸展後的強化

人體七大關節經過前面七式的操作鬆動後，第八式按掌踮腳的企圖，就是讓位於手掌心最大的火穴能與腳掌心最大的水穴相呼應，而產生氣機的對流。因此還有所謂的深蹲，讓尾椎後擺，抬頭拉伸頸椎，讓整條脊椎能前後做到極致的拉伸。因為脊椎「正」了，任督二脈的氣才能順行暢流，而在這個前提下，再訓練下肢的肌力，以提升水穴的汽化上行，與火穴的相濟形成對流。正如太陽在上、海水在下，形成一個天地之間的大氣循環，滋潤、創造了人類豐富的生機而生生不息。

主要作用的骨骼肌

從踮腳到深蹲的動作，主要由下肢的肌肉發揮作用，包含鵝掌肌（縫匠肌、股薄肌、半腱肌）、臀大肌、臀中肌、臀小肌，以及負責大腿與髖關節屈曲的股四頭肌（股直肌、股中間肌、股外側肌、股內側肌）。

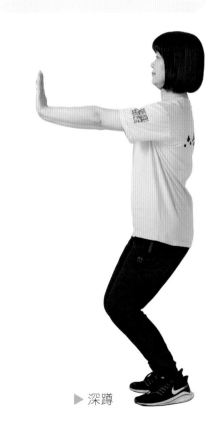

▶ 踮腳　　　　　▶ 深蹲

PART —— 4

以武醫八段錦
達成「正脊」

暢通任督二脈之循環，
排除椎間盤的老廢物質！

以不同層次的伸展轉動，
達到脊椎的正骨

端正脊椎是為了
讓椎間盤的神經根正常運作

　　或許練功之人都聽過「洗髓」這個字眼，但何謂真正的洗髓？又為何要洗髓呢？在身體結構中，「髓」是核心中的核心，所有的組織如骨骼、肌肉、軟組織，以及隨附身體流動的氣體、液體、固體等等，都必須靠這個核心才能真正地發揮運動的功能，也才能達到平時保健、及時復健的功效。

　　此處的髓，講究的是「脊椎」，人體脊椎一共有三十二到三十四個椎位，由上往下分為頸椎、胸椎、腰椎、薦椎與砥椎。從人體的正面與背面正視時，脊椎呈現直線狀態，而從側面看，整條脊椎都是有不同弧度的，而這樣的弧度是支撐人體直立行動時，能釋出因地心而產生的壓力，以及椎間盤神經正常運作的關鍵。

　　尤其各個椎位間椎間盤所伸出來的「神經根」，是全身的肌肉，如臟腑的平滑肌與運動的骨骼肌，產生收縮伸展力量的管理指揮系統。位於椎間盤的神經如果發生問題，除了手腳麻痛之外，更容易造成肌肉的退化，甚至於不正常的發電而產生不自主地顫抖，甚至失力。而椎間盤原本就有其彈性，但總是

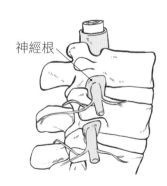

神經根

因為人在作息間的動作不正確，或因為肌肉的彈性失常，造成椎間盤被擠壓而讓神經失常。

所以不勝其數的臟腑慢性病與運動傷害，其實都與椎間盤的壓迫有關。如何洗出椎間盤的內阻物，讓椎間盤的神經能正常地運作，就是目前醫學所不可及的自主復健關鍵。

透過脊椎的伸展轉動，可排出椎間盤的阻礙物

武醫八段錦的每一式都有不同層次與角度的「正脊」之效，除了基本端正脊柱的伸展，更在脊椎熱活之後，自然帶入「洗髓功」。因為如果脊椎沒有熱活的伸展，沒有伸展之後的旋扭除垢的

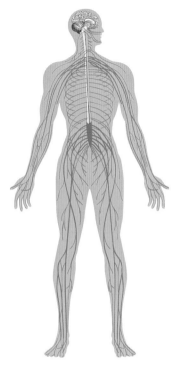

▲ 人體神經系統圖

機能，「功」如何能洗出藏在椎間盤該被代謝出的汙垢？

事實上談到正脊，各門各派都有其絕活妙招。而在武醫八段錦的領域中，想與大家分享的是，「脊椎的正骨」可以用循序的方式，漸次達到伸展、轉動，進而洗出椎間盤的阻礙物。因為唯有如此，才能在這三十六椎的三十七孔中開出一路綠燈，讓暢遊在任督二脈的功，能在每一關所屬的領域中，讓臟腑肌肉及運動肌肉做到最迅速的溝通與協調。

此外，在此過程中不得不提到身體的兩大關節——「肩關節」與「髖關節」，它們分別位在脊椎的兩端，成為手足末端經絡的支撐基地。手三陰陽經必經肩關節，足三陰陽經也通過髖關節。在八段錦有關洗髓功能的操練中，肩關節與髖關節扮演著舉足輕重的角色。

武醫八段錦的正脊作用

　　唯有正脊，氣才能在任督二脈中真正地順暢運行，而所有出自椎間盤的神經，也才能得到正常的運作空間，進而發揮它們傳達與協調各器官能量與肢體狀態的功能。在接下來的內容，將會介紹八段錦每一式如何讓脊椎尤其最為脆弱的頸椎與腰椎進行伸展，又是如何配合肌肉放鬆，以及停氣屏氣的運用，讓電磁力可以在其中流動暢通。

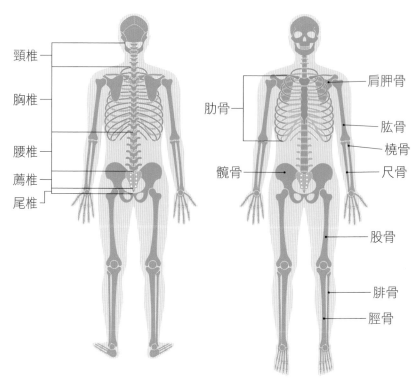

頸椎

胸椎

腰椎

薦椎

尾椎

肋骨

髖骨

肩胛骨

肱骨

橈骨

尺骨

股骨

腓骨

脛骨

▲ 人體脊椎與重要骨骼圖

第一式 雙手托天理三焦

≫ 脊柱自然的垂直拉伸

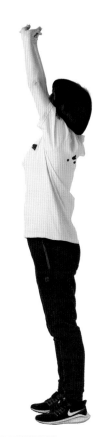

在這一式中分別有兩次脊椎的拉伸，但不同兩次的拉伸配合著停氣與屏氣的定式，分別有其不同的目的。第一次，鬆肩按掌往下停氣時，縮小腹縮到提胸，對脊椎做伸展的暖身。第二次，托天拉背屏氣時，按掌拉伸肩關節，將氣吸到最大的量，讓電磁力能循著胸腹腔的脊椎，對臟腑之外皮膚之內的人體組織進行排毒作用。此外，此式能幫助頸椎與腰椎回到應有的弧度，對於因工作專注或經常滑手機，而讓身體拱背前傾的情形能有所改善。

鬆肩按掌

按掌下壓，自主把肩胛骨往下帶，背脊自然挺直。

收下顎

平收下顎，如此就能將腰椎與頸椎的弧度拉出來，讓脊椎正位。

收小腹

收小腹收到提，自然幫助身體呈現提胸拔背姿態。

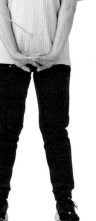

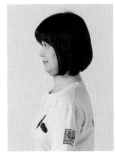

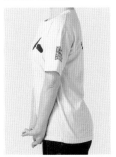

托天拉背

按掌托天時，能拉動肩胛骨往上提，看手背能讓頸椎往上提。肩胛骨帶動胸椎，上看帶動頸椎，如此就能帶動整條脊椎伸展。

左右開弓似射鵰

第二式

》頸椎上椎位的暖拉伸

　　在第一式脊椎縱向伸展後，第二式中，藉由肩關節水平的拉伸，讓頸椎、胸椎往橫向伸展，如此才能將所產生的電磁力，往胸腹腔內心肺臟器的神經系統供輸排毒的助力。

　　操作此式時，三角形的肩胛骨有兩端是活動的，必須平肩，拉開兩端的肩胛骨才能開胸，胸大肌拉開，才能讓胸到手指末端的手三陰經順勢暢流。在膀胱經中，肩胛骨即是心俞經與肺俞經要穴的所在，肩胛骨所在的第三、四胸椎是肺俞穴；第五、六胸椎是心俞穴，打開這兩俞穴，電磁力的流動將更順暢。

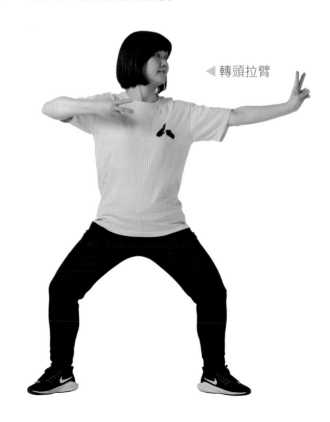

◀轉頭拉臂

武醫八段錦的正脊作用

第三式 調理脾胃須單舉

⟫⟫⟫ 脊柱上下兩側的暖拉伸

　　肩關節浮動在胸廓的上端，藉由上下的拉伸牽動到胸椎的橫突，在脊椎的縱向、橫向伸展之後，又能在側向做伸展，充分達到胸頸椎的伸展。脊椎是被動的，能讓脊椎滑出正常位置或錯位，其元凶除了「暴力」的撞擊之外，就是脊椎兩側肌肉因鬆緊所產生的拉力不同，因此在這一式中，左右上舉可以拉動兩側淺層的斜方肌，以及伸展闊背肌，以維持整條脊椎（頸椎、胸椎、腰椎）的正位。屬於平滑肌的心、肺、肝、膽、脾、胃的俞穴及其神經，也都能獲得適度的運動。

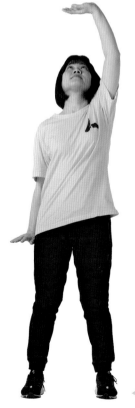

◀左托天

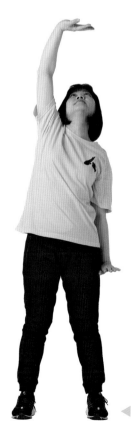

◀右托天

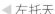

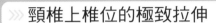

五癆七傷往後瞧

第四式

>>> 頸椎上椎位的極致拉伸

人體整條脊椎中最容易受到外在影響而失常的為頸椎，而整條頸椎上、中、下三個椎位，更以最細的「上椎位」最為緊要。當有弧度的頸椎受肌肉拉伸後的壓力所影響時，只會往上椎位之上的腦幹壓迫，不太可能往有胸廓的胸椎移動。而一旦上椎位受到肌肉拉扯的壓力，就會直接影響到腦幹的十二對腦神經（顏面、迷走與三叉）。因此，此式的轉頭按掌就是在拉伸上椎位的椎間盤。唯有上椎位的正常發揮，才不會導致因腦幹神經受壓迫所造成的眼翳、耳翳，甚至顏面神經的不正常抽動、大小眼等症狀。

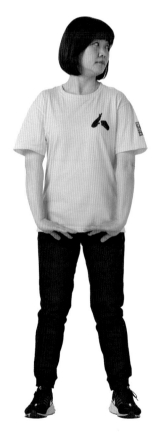

▲ 轉頭按掌

十二對腦神經是什麼？

十二對腦神經之中，除了嗅神經和視神經外，腦幹含有動眼神經、滑車神經、三叉神經、外旋（外展）神經、顏面神經、聽（前庭蝸）神經、舌咽神經、迷走神經、副神經及舌下神經等十對處理腦神經訊息的神經核。

武醫八段錦的正脊作用

第五式 搖頭擺尾去心火

>> 頸椎、胸椎、腰椎的極致拉伸

在前四式，從上肢帶動肩關節牽引脊椎的縱向、橫向與左右上下的伸展之後，到第五式的椎間盤旋轉，才能真正地擠出椎間盤的內阻物，也就是直接影響到神經發揮功能的代謝物。

前傾時，弓腰抬頭先伸展開脊椎，左右擺動時，髖關節的薦椎保持不動，如此才能真正拉動到腰椎四、五椎與薦椎的間距。這些椎位的椎間盤若太緊，形成的壓力會造成坐骨神經痛，並引起下肢的麻痛及肌力退化。

此外，頸椎、胸椎、腰椎都能在此式中得到自體所做最大的「洗髓」功效，就如疫苗的功能也在於提升自體的免疫力，自體能做到的才是最安全且強大的，無法用任何手段替代。

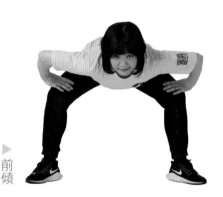

▶ 前傾

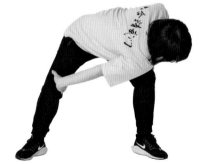

▶ 向左平轉

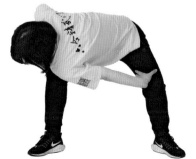

▶ 向右平轉

第六式 雙手攀足固腎腰

≫ 脊椎全方位鬆動的極致拉伸

在前五式的脊柱從縱向、橫向、左右上下以及椎體旋轉等不同角度與層次的伸展後，椎間盤才能真正地將壓力釋放出來。因此，第六式在髖關節穩定的支持下，藉由五節腰椎的甩動，帶動整個胸、頸椎的伸展，再配合吐納與調息，將椎間盤內的代謝物排出，如同洗衣機放入洗劑配合水流的變換，再髒的衣物都能洗淨如新。

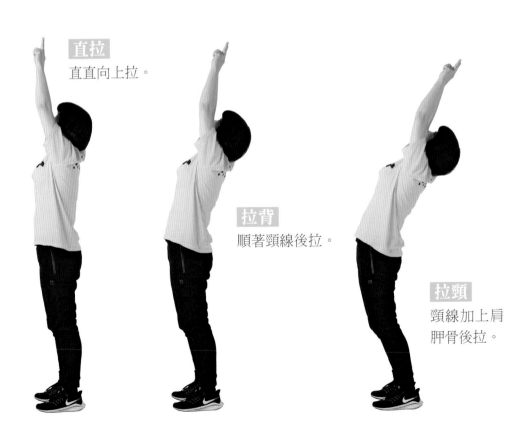

直拉
直直向上拉。

拉背
順著頸線後拉。

拉頸
頸線加上肩胛骨後拉。

脊椎圓柱體往胸的前端有一對運動神經，往後靠背的是自律神經，無論是自律或運動神經都是根出於椎間盤，因此椎間盤的伸展非常重要。但因為脊柱是各個椎體的相疊，而且橫斷面的大小不一，因此伸展時的曲度也各自不同，為了對應這樣的脊柱與各個椎體，分成五個角度來順勢伸展，拉伸弧度從0度、15度、30度到45度（身體後仰曲度會依個人而異），最後屏氣所產生的電磁力便有機會竄入椎間盤，來保養我們運動神經的神經根。

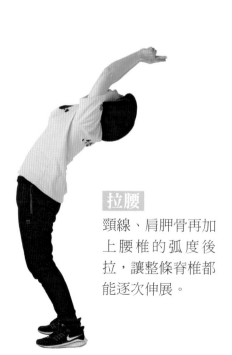

拉腰

頸線、肩胛骨再加上腰椎的弧度後拉，讓整條脊椎都能逐次伸展。

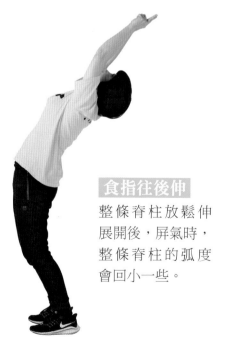

食指往後伸

整條脊柱放鬆伸展開後，屏氣時，整條脊柱的弧度會回小一些。

≡第七式≡ 攢拳怒目掙力氣

≫腰椎椎間盤的徹底拉伸

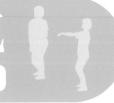

　　人體的胸椎、腰椎、薦椎等椎體，之所以能完全地活動，靠的是椎間盤的彈性，而彈性是需要依靠正確的運動來維持，所以八段錦的每一式都有著椎體與椎間盤不同角度與層次的運動，讓身體的保健能得到真正的支持。在穩固的髖關節支持下，徹底扭轉胸腰椎，拉開髖關節中的薦椎，此式的扭腰動作讓椎間盤得以拉伸。

　　扭腰有如毛巾的扭擰，將整條脊椎周邊的肌纖維做最大化的擠壓，因此前提要正身。脊椎保持正中，然後藉由肌力極度伸展所回饋的反彈力，便能將足三陰經（足底到胸）的濁氣順著肩、肘、腕的放鬆吐氣，連同手三陰經的濁氣一併排出，也就是手足藉由電磁力的強力流動，將肌纖維內的氣滯血瘀帶出體外。

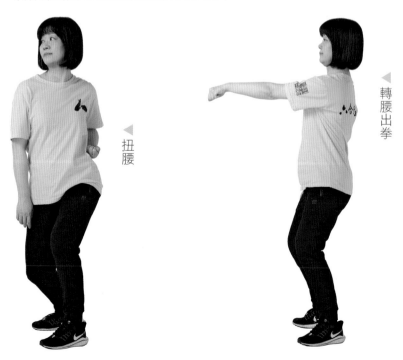

◀扭腰

◀轉腰出拳

第八式 背後七顛百病消

》椎位回正、強化髖關節的拉伸

整條脊椎透過徹底的伸展，才能引水穴汽化上升到掌心的火穴，達到天地人和體內小宇宙，生生不息的養生保健之功。經過前七式，身體在脊椎整個伸展後，踮腳拉伸踝關節，正脊下蹲刺激到腳趾抓地，以強化下肢穩固整條脊椎的根基——髖關節。第八式作為前七式的緩衝動作，讓脊椎由各種角度層次所形成的自體伸展之後，能緩衝回到正常的椎位。

操作時需留意，無論是踮腳或類似深蹲的動作都必須保持脊椎的正直，也就是頸椎與腰椎的弧度要拉出來並保持住，如此腳底湧泉穴及手掌勞宮穴才有機會對流，手足末端電磁力的對流才能帶出全身經絡，也就是電磁力所走路徑的暢通。要知道電磁力所走的電路是沒有管線的，保持它暢通的要點就是肌肉的放鬆伸展，以及調息中吐納的輕緩與屏停氣的運用。

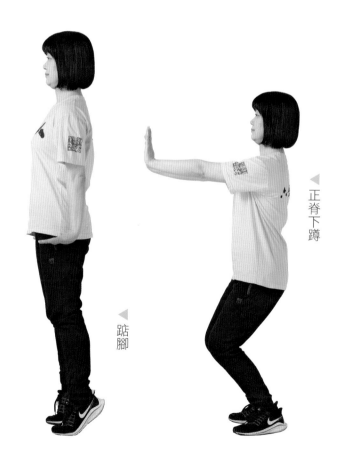

◀ 踮腳

◀ 正脊下蹲

PART —— 5

以武醫八段錦
對臟腑「排毒」

通經絡、排濁氣，
打造全身良好的循環代謝！

透過調息與肢體運動，
將代謝物排出體外

練功，就是要驅除
造成亞健康的陳舊廢物

前面我們提到，養生功法最基本的功效就是「排毒」，毒也就是身體不需要的代謝物。一旦代謝物留存下來，就會形成「亞健康」的狀態，甚至是成為疾病的根源。但養生功法不該只是個流行話語，既然要學習，我們就要更清楚地了解我們如何去用功，而這些能被真正感知的「功」會用到何處？既然用心練了，就要練出「醫療氣功」的功效不是嗎？所以這一章節要分享的是，如何透過武醫八段錦的八式來排出阻礙健康的體內代謝物。

每一個人無論他的年齡、性別、尊貴……只要活在這世上的每一天，他就是擁有同樣的二十四小時來分配作息。也就是說，從我們睜開眼睛開始，生命就在不同空間的轉換中產生了它的價值。無論這樣的轉換是在腦袋中的思維，或是在身體移動中的空間距離，我們其實都在尋找一個「捷徑」——那就是如何做事做得更有效率，如何從現在的位置以最快的速度到達我們想要去的另一個空間。

其實「練功」也是同樣的概念，首先目的就是把「功」練出來，然後要做的就是，如何用這個功（電磁力）循著我們的經絡（電通路），來帶走我們臟腑經由運作之後產生、使新陳代謝受阻的代謝物。

所以武醫八段錦的八式，就是八個對證臟腑的錦囊妙技，藉由不同的體位，能排出體內最不需要、滯留的代謝物。

八式動作按中醫基理設計，
促進不同臟腑的新陳代謝

就如第一式的雙手托天理三焦，三焦這條經絡的走向是由小指走到眼角，所以，以托天姿勢來操作，能讓電磁力流動最快。以此類推，心肺經絡是從肩峰與腋下走到手掌的大、小指，所以第二式以平舉的姿勢按掌根，是最利於屬於心肺電磁力的流動。而第三式的調理脾胃須單舉，那是因為脾、胃經絡的走向在前胸，胃經是頭走到腳底的肅降氣，脾經是腳底走向腋窩的上行氣，因此需單舉。而針對腎、膀胱的第五、六式，膀胱經是從頭頂走到腳底，而腎經是由足跟走到胸口，所以體位需要扭轉，才能真正鬆動到脊椎兩側的肌肉，讓電磁力暢流無阻。

八段錦之所以被稱為唯一的醫療氣功，正是因為它無論從「發功」「運功」及「用功」，都是在「拔斷筋」時釋出骨骼肌的壓力（肌肉運動後的痠痛），並在配合調息時（停氣與屏氣的數息中），排出急需代謝出體外的內阻物。

因此前六式著重在於丹田發功之後的對證運功，用功來驅邪。第七式有別於前六式，最後攢拳的扭力，就在於將前六式對證臟腑經絡內的邪氣，逐步由臟腑往接近體外的末端推移，當迅猛出拳之際，便能將邪氣帶出體外。也就是藉由內功的外推，配合外功的速拉，迅速排「毒」，將體內的滯留物清除得越多，能納氣的空間就相對的增大。

人的身體如果都能快速地排出不需要的物質，就能將人體所需要各種形態的養分充分吸收消化，而健康之道莫此為甚。八段錦這樣的「驅邪扶正」之效，世上還有什麼功法能更勝一籌。

武醫八段錦的排毒功效

　　八段錦是依循人體結構，從胸腹腔的淺層往深層，漸次從肌肉關節與胸腹腔空間直入脊椎的運動，並從運動中以電磁力來「扶正驅邪」。所謂的「扶正」，是以自體能做到的最大可能來強化正能量，有了足夠的正能量，才能驅逐體內所不需要的內阻及代謝物，這就是「驅邪」。接下來要說明，武醫八段錦的每一式動作能對十二經絡產生什麼作用，又該如何做才能發揮最強的排毒功效。

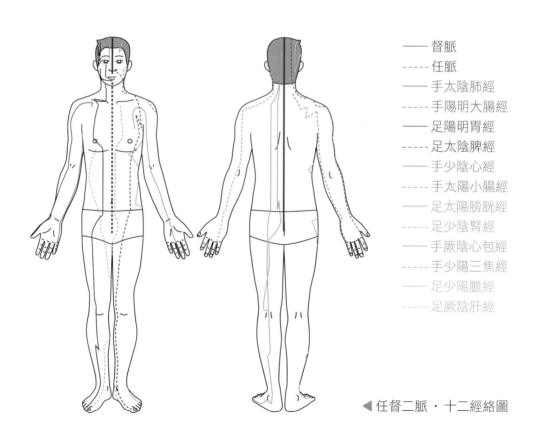

—— 督脈
----- 任脈
—— 手太陰肺經
----- 手陽明大腸經
—— 足陽明胃經
----- 足太陰脾經
—— 手少陰心經
----- 手太陽小腸經
—— 足太陽膀胱經
----- 足少陰腎經
—— 手厥陰心包經
----- 手少陽三焦經
—— 足少陽膽經
----- 足厥陰肝經

◀任督二脈・十二經絡圖

第一式 雙手托天理三焦

≫ 三焦經的排毒

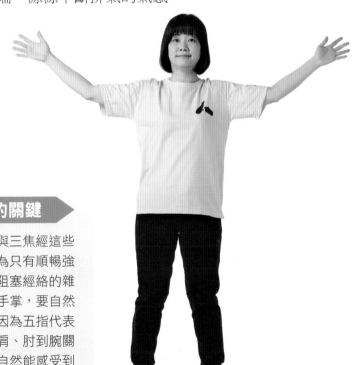

三焦是人體的養分供輸與廢物排出的系統，而三焦的經絡走向是由手的小指到眼角，所以，以托天的姿勢來操作，就是讓三焦經流動最快的體位。此式雙手托天，以肩胛骨向上的拉伸帶動胸腰椎，拉動胸腔與腹腔的空間，而在吐納的運行中做到最大的伸展，在停氣與屏氣的定式，能讓下沉中極所產生最大量的電磁力（炁），藉肢體的伸展來驅離平滑肌與骨骼肌中的氣滯甚至血瘀。因此最後托天時，必須做最大可能的屏氣動作，在畫大圓下的過程中，更能明顯感受到電磁氣流由軀幹往手指末端，源源不斷排氣的氣感。

有效排毒的關鍵

此式重在手三陰經與三焦經這些電通路的暢通，因為只有順暢強的電磁力才能帶出阻塞經絡的雜物。尤其是細節的手掌，要自然地打開五指伸展，因為五指代表不同的電通路，從肩、肘到腕關節，指腹放鬆伸展自然能感受到電流由胸往手末端流動的感覺。

左右開弓似射鵰

第二式

>> 心經、肺經、心包經的排毒

　　手三陰——心、肺、心包經絡的走向，皆為胸往手指末端，因此提氣時是開胸提肘，緩緩地將淺層的胸大肌到心肌拉開。繼第一式的胸腹腔向上伸展，再配合此式的橫向伸展，讓平時不太能完全運用到肺部的胸腔得以完全伸展。若以男性肺容量來說，範圍在2500-3500ml之間，中間的差距有1000ml，而且這還是正常呼吸的狀態，也就是說，很多不抽菸或是作息正常的朋友，還是有染上肺部疾病的可能，就是因為位於肺部的胸腔並沒有得到完全的運動，電磁力也就無法完全地運行到胸腔。

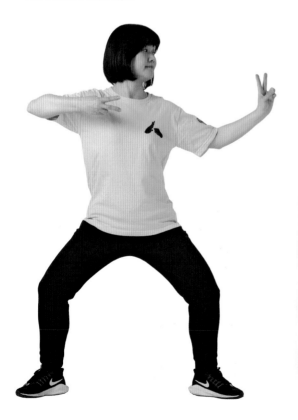

有效排毒的關鍵

重點除了肩關節與肘平肩之外，最重要的是劍指，藉此拉開心經與心包經。劍指的朝天動作是由胸往遠端拉出，會讓心經的「神門穴」這個原穴打開，豎中指則能拉到心包經的「大陵」與最大的火穴「勞宮」。所以劍指朝天以手刀的方向拉伸很重要。

調理脾胃須單舉

第三式

≫ 脾經、胃經的排毒

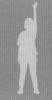

在中醫基理的理論上，胃氣為下行氣，而脾為上昇氣，因此在第一、二式盡己之能極度拉伸胸腹腔之後，能藉屏氣產生足夠的電磁力，讓「托天」與「按地」兩手的手勢，形成一個體內電磁力循環的電磁流動。而胸腹腔內，五臟六腑彎彎拐拐能藏汙納垢之處，皆能因氣流的旋動，將代謝的氣滯甚至血瘀洗出宿體，因此有分左右手的托天與按地。

有效排毒的關鍵

兩手相互高低的電位差，分別反應了胃經絡的下行與脾經絡的上行，而上下因電位高低的落差強化了電磁力的流動。唯有循環流動如水流的電磁力，才能洗出藏在不規則臟腑外邊邊角角的汙垢。讓強電流在胸腹腔內無死角地衝出濁氣甚至血瘀，這是第三式的重點。

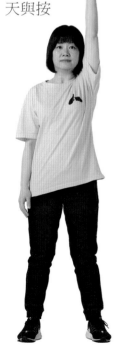

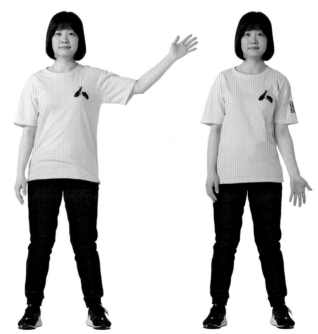

五癆七傷往後瞧

第四式

>> 督脈的排毒

在前三式胸腹腔盡己之能的拉伸後，所有前枝的運動神經與後枝的自律神經，才有機會因為拉伸的空間，將電磁力與不同橫斷面大小的脊椎做到初步的接觸。而胸椎有胸廓的圍繞，腰椎則在胸與髖之間有著整條脊椎最粗壯的椎體，相對之下，頸椎就較為細小，更尤其它還支撐著全身的指揮中心「腦部」，因此，轉頭按掌的重要性就在於拉開整條脊椎到腦幹的最後一個關鍵隘口。在提氣之後，以緩慢之姿慢慢轉動頸椎，以手按地來拉開頸部的間距，如此才能盡其功。

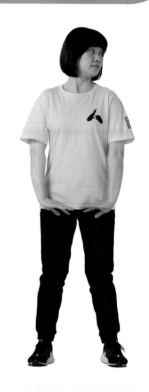

有效排毒的關鍵

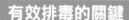

按掌時，掌根也就是手腕的第一條摺痕都是手三陰經的原穴，手肘放鬆，讓十指相對，就是讓手末端流出的電磁力能形成一個環繞的磁場。如此當頸椎緩慢轉動時，環繞磁場的電磁力就會洗出頸椎椎間盤的氣滯，氣不易滯留，自然就沒有所謂的瘀血的存在，這是一個針對頸椎很重要的保健動作。尤其「大椎」又是督脈往頸椎進入腦幹的最後一個關卡，因此轉頭收下顎，讓大椎沒入，以保持督脈的通暢。

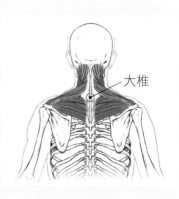

大椎

搖頭擺尾去心火

第五式

≫ 腎經、膀胱經的排毒

心臟被包覆在五片肺葉之下、橫膈膜之上，如一個人拳頭般大的體積卻要負責全身血液的推動，而且從在母胎中就開始一刻不能停留地運作，直至嚥下人生的最後一口氣。可見如果心臟在沒有完全被伸展開的壓迫空間下，還需要負擔更多的「勞動」，日以繼夜必有大小不同程度的勞損，因此，需要調動腎水引入被拉伸的胸腔，達到「去心火」的功效。轉肩、直臂、壓軀完全地伸展之後的停氣動作，是去心火的三個關鍵要素。

有效排毒的關鍵

武醫八段錦的精妙之處並不是某一式就只專對某一條經絡，因為經絡是相通相呼應的，而且人的活動無論是肌肉與經絡都是連動的。第五式的關鍵在於伸展開上肢與下肢的關節，更重要的是上肢與下肢連接的闊背肌與斜方肌也能藉著肩部轉動的高低肩，由薦椎到頸部伸展到最大的極限，以達到八段錦「拔斷筋」的寓意，因為只有關節伸展開，電磁力的流動才會暢通無阻。

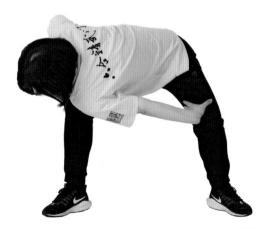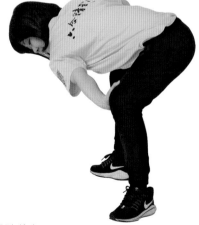

▲ 回頭過肩看膝停氣

第六式 雙手攀足固腎腰

》》腎經、膀胱經、帶脈的排毒

有效排毒的關鍵

本式脊柱的環體繞動，有如離心力的推波助瀾，不但前後，更將兩側不容易運動到的側身也盡其可能地放鬆拉伸，讓電磁力無所不在地淨化體內不必要的暫存物。

身體電磁力從丹田產出，透過主幹道也就是我們所謂的龍骨「脊椎」，及其椎間盤伸展出來的神經及網絡，照顧到全身器官的活動與運動。因此在前面各式的對應與伸展之後，對於神經根的椎間盤也要做到電磁力的洗髓作用。在前五式從胸腹腔的空間伸展逐漸深入到脊椎的伸展，在直線拉開與第五式的扭轉洗髓之後，第六式的功法就在於將整條橫斷面大小不一椎體中，椎間盤有可能沾黏的內阻物（或代謝物），藉由放鬆的各種小到大角度的旋轉配合吐納洗出，如此才能成就最後最大弧度的下腰提氣與排毒的功效。

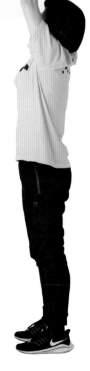

◀ 上旋吸

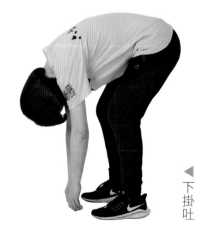

◀ 下掛吐

≡第七式≡ 攢拳怒目掙力氣

≫ 肝經、膽經的排毒

蹲馬步之後,極度地扭轉胸腰椎,就如我們擰乾充滿水的毛巾一樣,讓已經被伸展鬆軟的肌肉有機會釋出「邪氣」。而下肢與上肢之不同,是下肢需要「鍛鍊」,因此蹲馬步下到能以腳趾捉地,以吸地氣,藉身體的轉動,肩、肘、手腕的放鬆,急速將體內的邪氣排出。如此再操作下一式,踮腳按掌將整個身體抽長,便於水火的相對應,以及深蹲以拉深脊柱,才能真正達到水火相濟,以致天地人和,讓體內的小宇宙生生不息,以盡養生保健之功。

▷ 有效排毒的關鍵

透過前面六式動作,首先將胸腹腔除臟腑之外(三焦)的濁氣排出,然後心肺經絡、脾胃經絡,由胸到腰的肝、腎、膀胱,逐一打開各個經絡,也就是電磁力的通路後,又整頓了脊椎的椎間盤,自然會洗出許多潛藏在深層的內阻物。此時所需要的是瞬間爆發的電磁力,透過極度的扭轉擠出才能讓強力電磁力瞬間往手的末端導出,如同家家戶戶的垃圾也必須要有循環的環保車來載出社區,這就是此式主要的目的,有如清道夫一般。

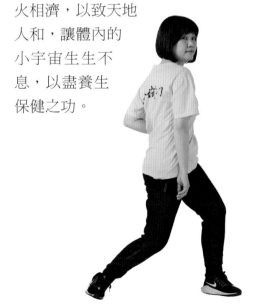

◀ 扭腰吸

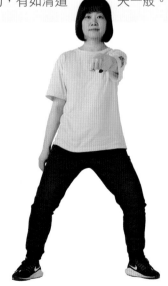

◀ 轉腰出拳吐

第八式 背後七顛百病消

≫ 心腎相濟所帶動的全身排毒

在中醫基理經絡學中，人體兩個具有最強電磁力的穴位分別在於手掌的「勞宮穴」與腳掌的「湧泉穴」。這兩穴也都是最大排毒的穴位，因此有所謂的拍打功，以拍打此兩穴來提正手足末端的經絡。但重點還是得讓兩穴「相濟」，就有如天地的太陽之火的能量在上，深海之水能為之汽化，形成天地對流，以造萬物的繁盛。

按掌踮腳的屏氣，讓自體電磁力能在手足末端、身體的兩端極致流動，才能盡其前七式，以各種不同層次，將身體複雜結構中的氣滯血瘀藉由每次的「練功」，把所謂的毒素、邪氣從深層一步步地往淺層帶，並透過手足末端排出體外。八段錦在如此肌肉、關節、脊椎及神經等，在解剖學裡的可視組織下，透過自體電磁力的炁功運作全面掃毒，才以符合所謂「醫療氣功」的稱號。

有效排毒的關鍵

所謂的驅邪扶正，簡單地說就是清除體內邊邊角角能藏汙納垢的死角，新鮮的空氣自然就能充盈予全身，這就是所謂的「正氣」。因此關鍵在於如何丟掉、清出體內所不需要的內阻物，這樣我們的臟腑與心臟的平滑肌、運動的骨骼肌就不會有氣滯血瘀與痠痛問題，神經也可得到充分的伸展，人要不健康也很難。前七式如能確實操作，就能讓第八式的湧泉對應到勞宮，水的昇華與火穴能量的互動，讓身體維持在最健康的機制下運轉。

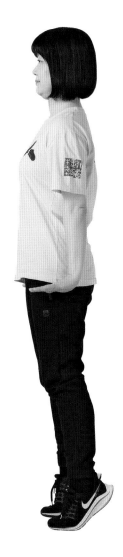

▲ 踮腳吸屏

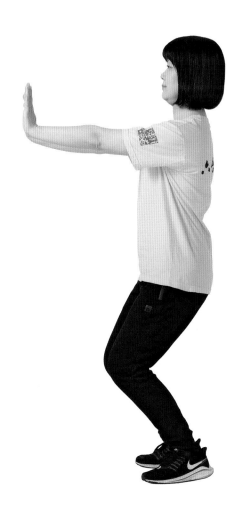

▲ 下蹲推掌吐

PART —— **6**

實際操練
武醫八段錦

日日練功、祛病強身，
人人皆能輕鬆入門！

武醫八段錦的暖身伸展

八段錦又稱為「拔斷筋」，按中文音意是在闡述這套功法對於肌肉與其兩端肌腱與韌帶的伸展是做到極大的柔軟度。因為唯有真正地完全伸展，循著身體低電阻的經絡才得以暢通無阻。科技始於人性，但人類該有的柔軟度漸漸被文明所取代，久坐少動的生活型態，或快節奏的生活步調往往讓人不得不遷就於痠痛的小恙，因此「拔斷筋」的高強度伸展更需要有個過渡的暖身動作，來協助我們在安全的操作下達到伸展的目的。針對每一式都有建議性的階段性動作供大家參考。

配合第一式的暖身練習

吐納 利用吐納，將「大椎」推回正位，
讓頸椎伸展出應有的弧度。

吐 ⬅   吸 ➡

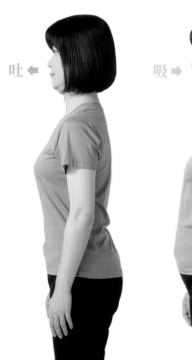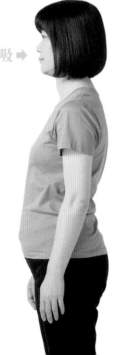

用鼻緩慢地吐氣、收小腹，收到胸部自然提起、氣吐盡後，肚子放鬆、緩緩吸氣，將氣吸足、推到下腹部，然後再回到吐氣，反覆「一吐一納」的練習。一吐一納為1次，做6～12次。

旋肩 首先依照往外的姿勢，將手肘由後往前畫圓，並反覆畫6圈。畫6圈後，依照「往外、往上、往內」的順序，各做6～12次的加強伸展。左手操作完再操作右手。

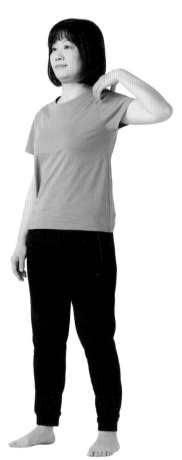 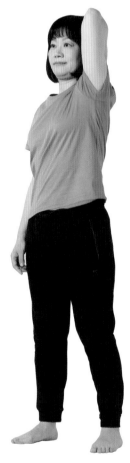 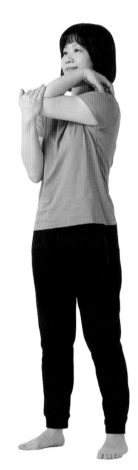

往外
將手指扣在肩峰，手肘拉起與肩平，水平往後推，吐氣，伸展胸大肌，以減緩肺的壓力。

往上
將肘尖內收上提，吸氣，伸展大小圓肌及肱二、三頭肌。

往內
拉開活動的肩胛骨，將肘尖朝內平肩，用另一隻手的掌心按肘，往胸扣壓，吐氣，伸展崗上、崗下肌。

配合第二式的暖身練習

三十一
伸展

上肢的伸展是讓電磁力暢通地從心肺、心包經運行到指腹，以解除手三陰經因為分秒不停運作所積的勞損。動作順序為：先前提，再往上，然後左右，最後後提。

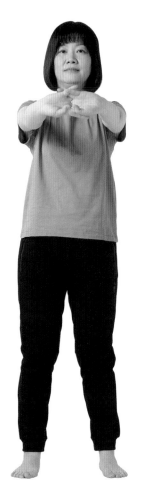

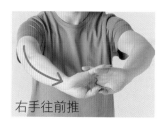

右手往前推

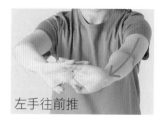

左手往前推

往前

兩手提肘平肩，手指互扣、掌心朝外，按掌。掌根動，手肘不動，往前推，吐氣，做6～12次。再往左、右輪流推壓，吐氣，做6～12次，伸展末端小肌肉。

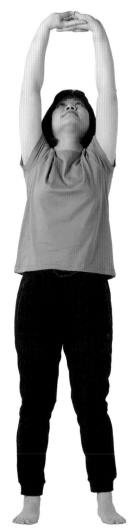

往上

兩手往上提，按住掌根，往上推，吐氣，做6～12次，拉開大小圓肌與肱二、三頭上臂的肌肉。

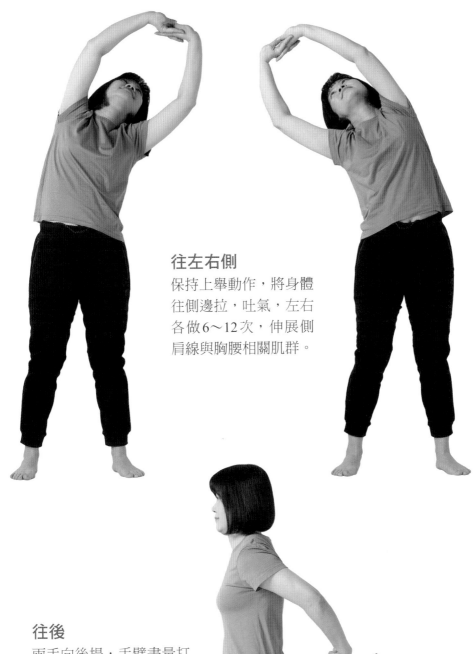

往左右側

保持上舉動作，將身體
往側邊拉，吐氣，左右
各做6～12次，伸展側
肩線與胸腰相關肌群。

往後

兩手向後提，手臂盡量打
直，手指互扣，掌心朝
外，兩手往上提，吐氣，
做6～12次，伸展胸大小
肌、前三角肌及旋轉肌。

左右手排氣

左右高舉與低垂，讓兩手末端之電壓成高低電位差，以利於胸腹腔電磁力的循環流動。左右循環位順逆時鐘洗出臟腑間的濁氣，讓這些代謝物沒有藏汙納垢的空間。

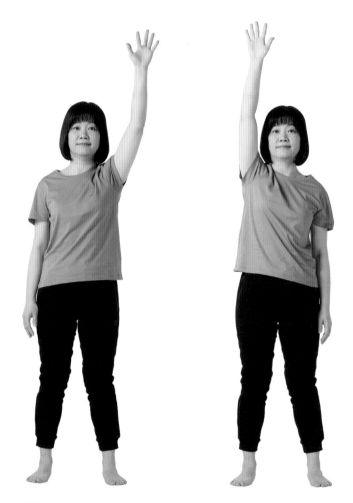

腳與肩同寬，單手向上舉，吸氣，掌心朝前，手肘放鬆，手指放鬆伸直，做6～12次。左手操作完再操作右手。

配合第四式的暖身練習

動肩

用手帶動放鬆胸腹腔相關的肌群，重點在於旋肩看到後肩之背。

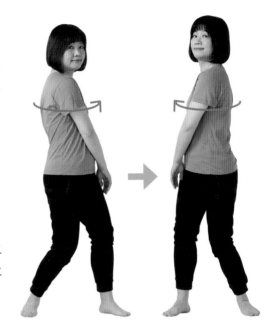

腳與肩同寬，以肩關節帶動上半身，盡量向左側旋轉，吐氣，髖關節不動，做6～12次。再換邊往右側轉。

動髖關節

加強伸展，微微屈蹲，將髖關節旋至最前位，如毛巾般充分扭出夾在肌纖維間的雜物。

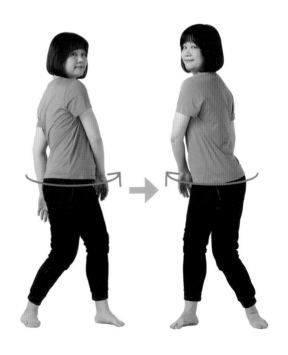

稍微屈蹲，肩關節、髖關節皆向左側轉，髖關節旋轉90度至正前方，吐氣，做6～12次。再換邊往右側轉。

配合第五式的暖身練習

馬步腰前傾

拉開脊椎兩側的肌群。

蹲馬步站好後，背脊挺直，四指放在大腿內側，大拇指在大腿外側。將上半身往前下壓，吐氣，背部盡量與地面平行，做6～12次。

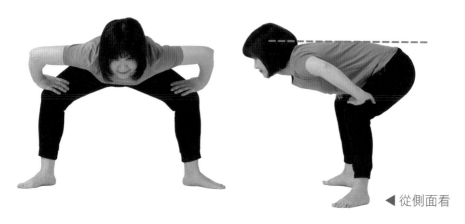

◀ 從側面看

左右轉腰

讓脊椎兩側肌群做深度的伸展。

保持下壓姿勢，將身體往左，視線往左看，右手臂打直，吐氣。再將身體轉至右側，視線往右看，左手臂打直，吐氣，左右各做6～12次。

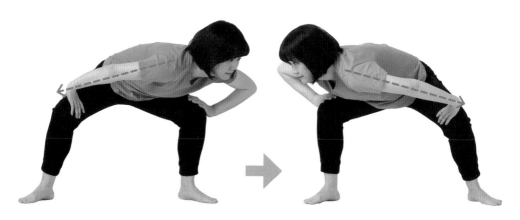

配合第六式的暖身練習

離牆一步之後仰　加強伸展胸腰、大腿與上臂的肌肉，按掌壓牆，拉開腕關節之原穴。

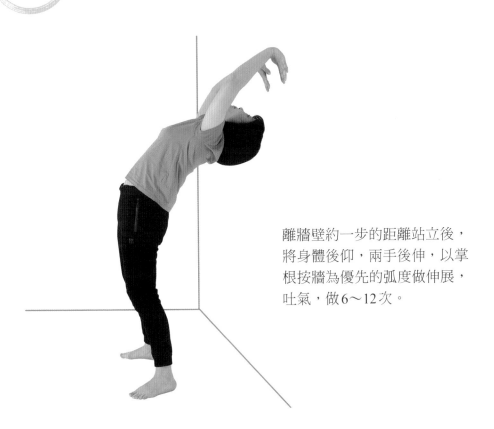

離牆壁約一步的距離站立後，將身體後仰，兩手後伸，以掌根按牆為優先的弧度做伸展，吐氣，做6～12次。

攢拳

以調息來放鬆肩、肘及手腕，練習在力與氣的相對狀態下，盡量引氣而非用力。

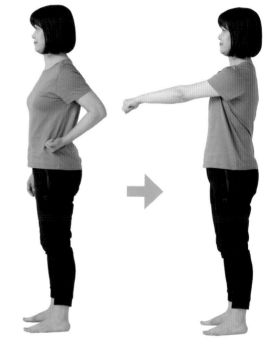

左拳放腰側，肩膀後收，下顎內收，眼睛看前方，把拳丟出，吐氣，做6～12次。左手操作完再操作右手。

騎馬打拳

扭轉胸腰相關肌群，如擰毛巾擠出纖維內的藏物，並藉其扭到底的反彈力引導氣的傳導，將臟腑之濁氣順利導向指腹。

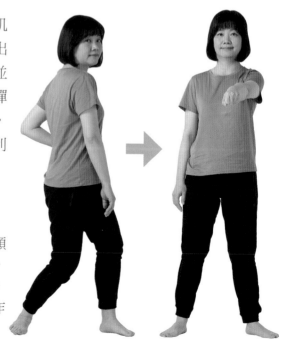

左拳放腰側，肩膀後收，下顎內收，眼睛看前方，頭不動，向左扭轉，把拳丟出，吐氣，做6～12次。左手操作完再操作右手。

配合第八式的暖身練習

踮腳

身體有三彎——頸椎、腰椎、腳弓，腳弓是第三彎，踮腳可讓全身重力落於腳掌上，使腳弓有釋放壓力的機會。

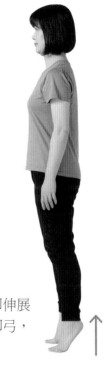

身正，眼睛看前方，踮腳伸展脛前肌，吸氣，並拉出腳弓，腳背打直，做6～12次。

深蹲

身正，保持脊椎應有的弧度，能讓重力確實落於下肢，鍛鍊下肢的肌力。

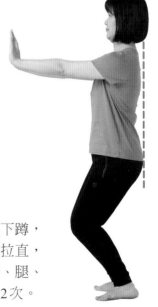

腳跟落地，身體直直往下蹲，不往前傾，手往前伸展拉直，吐氣。起身時，運用腰、腿、膝的力量站起，做6～12次。

武醫八段錦的動作教學

　　前面從四個面向「調息、伸展、正脊、排毒」來一一分析武醫八段錦的要義，並將每一式拆解開來，以理解其搭配、運用的精髓，接下來帶大家實際練習武醫八段錦的八式動作。

　　若是初學者，建議一開始以「動作」為主，當動作招式全都熟練之後，就能以自然而然的動作來配合調息，其功效才會顯著。修練時，每一式都要提醒自己，輕緩從容地「吐」「停」「吸」「屏」。八式動作越緩慢，調息時間越長，能量就越強大。

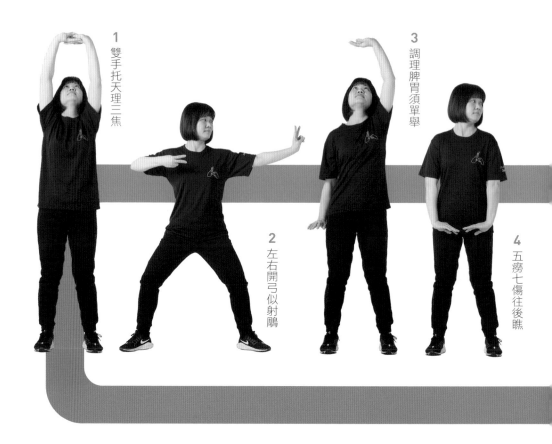

1 雙手托天理三焦

2 左右開弓似射鵰

3 調理脾胃須單舉

4 五勞七傷往後瞧

在操作上，吸氣與吐氣時都是在做動作，請自我數數「101、102、103、104、105、106、107、108、109」，這個時間長度約為九秒，初學者請以此為標準練習。屏氣與停氣的時間會依據個人的功夫深淺而改變，從一個九到邁向二個九、三個九⋯⋯，如此循序漸進，將八段錦的效果做到最大的發揮。而到此階段，其動作也能打得如錦緞般絲滑細緻，充分詮釋出「錦」的要義。

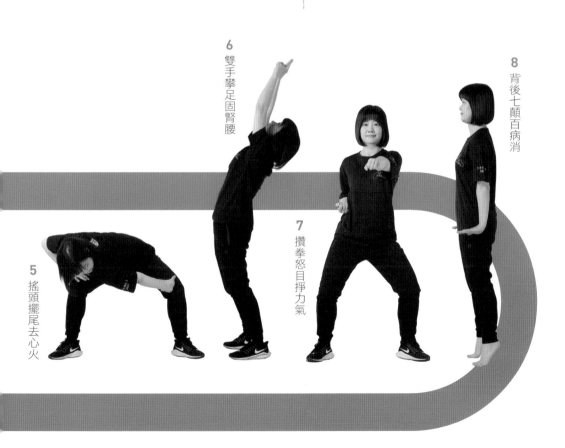

6 雙手攀足固腎腰

8 背後七顛百病消

7 攢拳怒目掙力氣

5 搖頭擺尾去心火

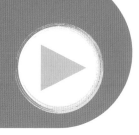

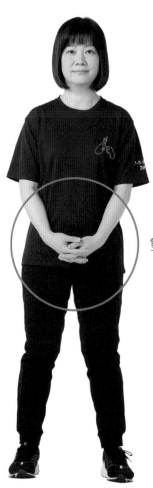

雙手交叉互扣

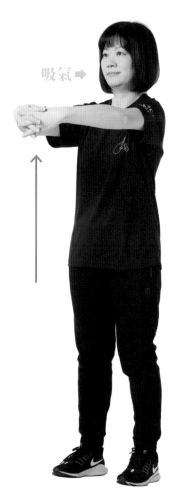

吸氣 ➡

1 **扣手預備**
全身放鬆，腳與肩同寬，雙手置於身體前方，十指交叉互扣。

2 **平肩屏氣**
提肘，雙臂如抱球，緩緩抬起，再慢慢吸氣，雙手高度不過肩。吸足氣後，把氣下沉到肚臍下方的中極穴。

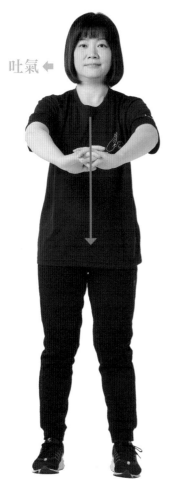

吐氣 ←

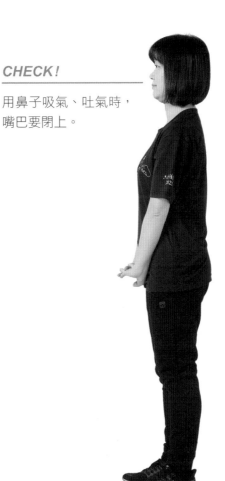

CHECK !

用鼻子吸氣、吐氣時，
嘴巴要閉上。

3 **反掌朝下**
　雙掌往內翻，掌心朝下，肩肘
　放鬆，雙手自然往下，吐氣。

4 **鬆肩按掌**
　雙手垂放到底，掌根按住，縮
　小腹，背挺直，停氣9秒。

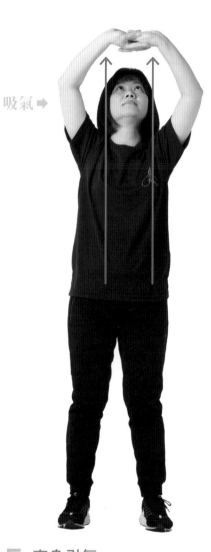

吸氣➡

CHECK !

托天時，留意兩手掌根、下顎都要往上提到底，眼睛要一直看著手背。

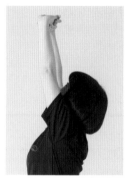

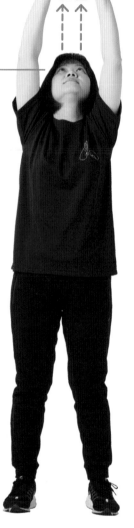

5 直身引氣

雙手仍扣住，沿著身體中線往上走，吸氣。當雙手過肩時，掌心往外翻。

6 托天拉背

雙手往上伸直3次，把身線拉到最長，眼睛看手背。掌根按住，肩肘放鬆，屏氣9秒。

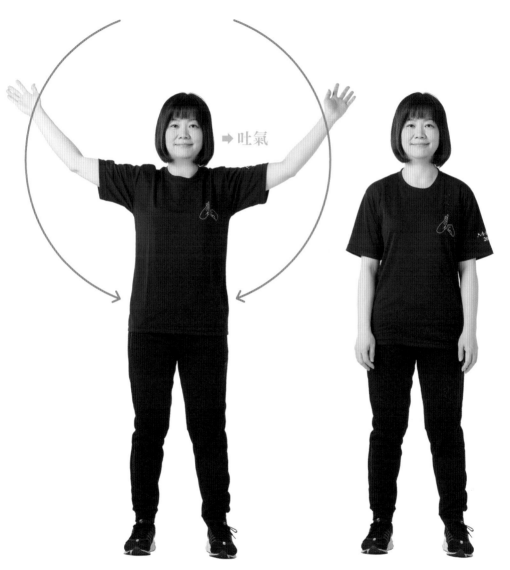

➡ 吐氣

7 **畫大圓下**
雙手放鬆，掌心朝前。手肘放
鬆，慢慢往下畫大圓，吐氣。

8 **鬆手結束**
雙手放鬆，自然垂放於身體
兩側。

左右開弓似射鵰

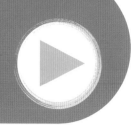

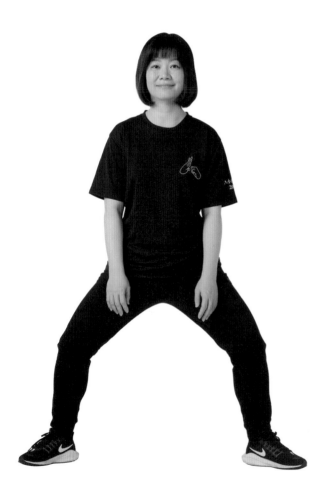
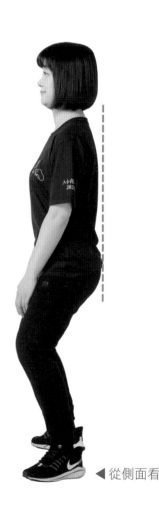

◀ 從側面看

1 **馬步預備**
蹲馬步站好，背脊挺直。

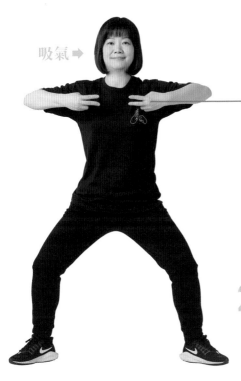

吸氣 ➡

CHECK!

劍指是指大拇指按住
無名指與小指；食指
和中指伸直。

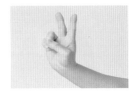

2 擴胸提肘
手肘把大臂抬起，吸氣，擴胸，
手臂平舉與肩同高，掌心朝向自
己，兩手劍指預備。

3 劍指朝上
左手手肘內收，
掌心轉向前面。

掌心轉前面

手肘內收

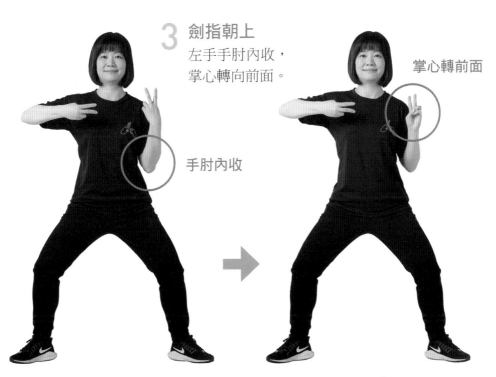

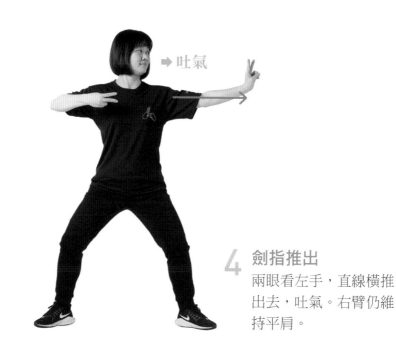

➡ 吐氣

4 **劍指推出**
兩眼看左手，直線橫推
出去，吐氣。右臂仍維
持平肩。

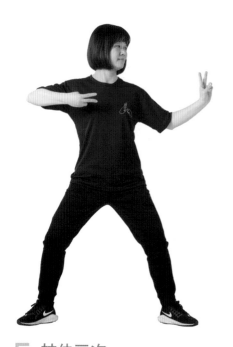

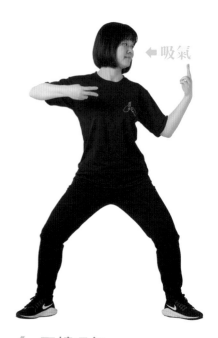

← 吸氣

5 **拉伸三次**
左手往外拉伸3次，吐氣3次。拉伸
3次後，手肘微微放鬆，劍指朝天，
縮小腹，頭轉到最緊，停氣9秒。

6 **回轉吸氣**
掌心轉向自己，兩眼
看手回來，吸氣。

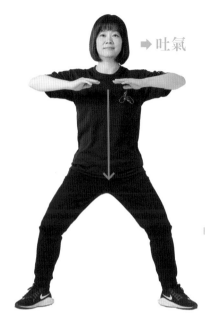

➡吐氣

7 **手變平掌**
兩手劍指變平掌,雙手
自然往下垂,吐氣。

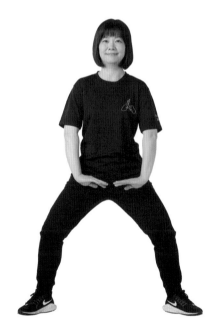

8 **雙手垂放**
雙手垂放到底,按一下掌根
後,雙手放鬆。

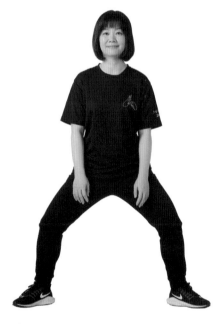

9 **換邊練習**
換另一邊重複相同動作。
收腿。

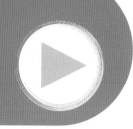

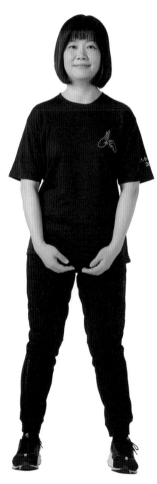

CHECK!

把雙手臂圍成一個
圓，高度不過肩，
十指相對。

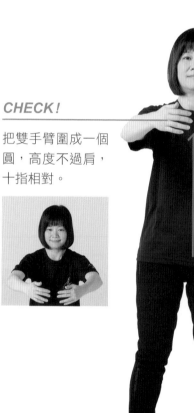

← 吸氣

1　**身體放鬆預備**
　　腳與肩同寬，背脊挺直，
　　雙手放鬆。

2　**平肩屏氣**
　　提肘，雙臂如抱球，緩緩抬起
　　至胸前，慢慢吸氣。氣吸足後
　　下沉到肚臍下方的中極穴。

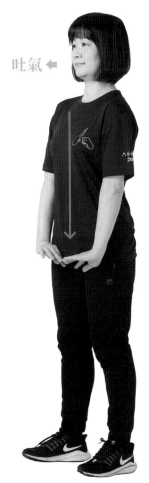

吐氣 ←

CHECK!

進行第二次
時，改為右
手在前、左
手在旁。

3 反掌朝下停氣
吐氣，雙掌往內翻，肩肘放
鬆，雙手自然垂放到底。掌根
按住，十指仍需相對，縮小
腹，背挺直，停氣9秒。

4 擺手按掌
左手擺在身體中線處前方，右
手掌根按住，手擺身旁，五指
朝前。

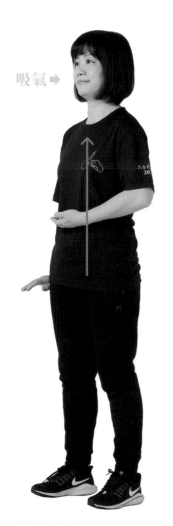

吸氣➡

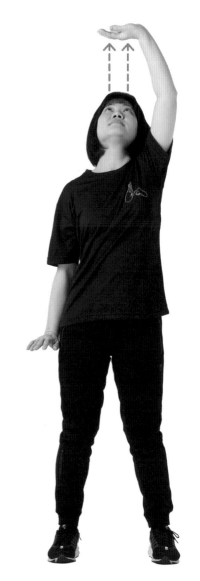

5 **前掌翻上**
左掌翻上，貼住身體，沿
身體中線往上走，吸氣。

6 **翻轉托天**
當左手過肩時，掌心往外翻，
眼睛看著手背，左手盡量往上
伸直。雙手掌根按住，上下雙
手的肩肘放鬆，氣下沉到中極
穴，屏氣9秒。

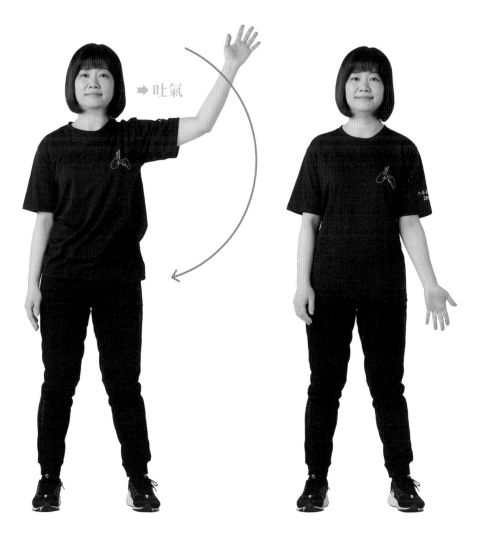

➡ 吐氣

7 手畫大圓

雙手放鬆，左手掌心朝前，手肘放鬆，手指
放鬆伸直，手指會感覺熱脹麻刺，再慢慢往
下畫大圓，吐氣。換另一邊重複相同動作。

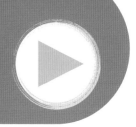

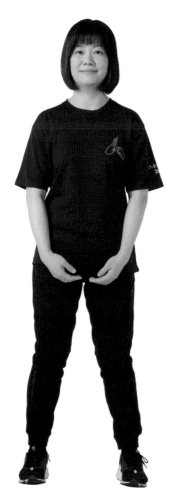

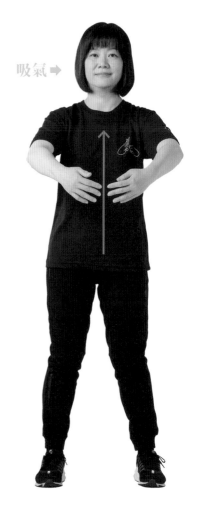

吸氣 ➡

1 身體放鬆預備
腳與肩同寬,背脊挺直,
雙手放鬆置於身體前方。

2 雙臂抱球吸氣
雙臂如抱球,緩緩抬起,
再慢慢吸氣,雙手高度不
過肩,十指相對。

112

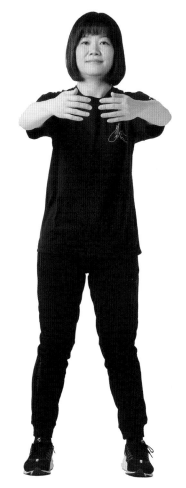

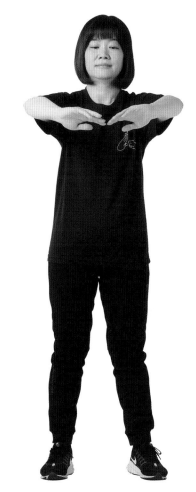

3 平肩屏氣
吸足氣後，把氣下沉到肚
臍下方的中極穴。

4 反掌朝下
雙掌往內翻，掌心朝下，
十指相對，肩肘放鬆。

盡可能把頭轉到
底，讓肌肉伸展
開來，先抬頭後
再收下顎。

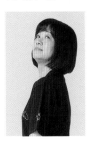

➡ 吐氣

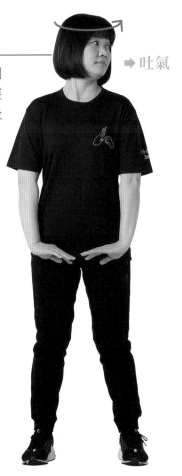

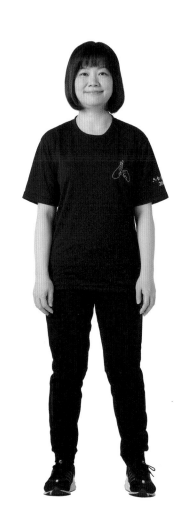

5 抬頭收下顎

隨著吐氣，頭邊向左轉，雙手自
然往下垂，十指都要一直相對
著。把雙手垂放到底，掌根按
住，縮小腹，背挺直，轉頭轉到
底，抬頭再收下顎，停氣。

6 放鬆換邊練習

當停氣停到不能再停時，
頭回正，全身放鬆，自然
吸氣。換另一邊重複相同
動作。

搖頭擺尾去心火

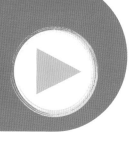

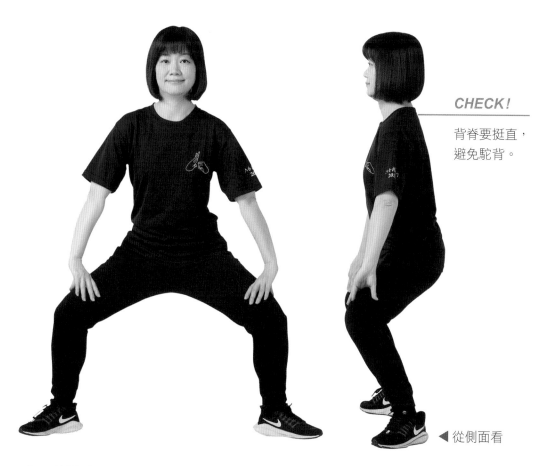

CHECK!

背脊要挺直，
避免駝背。

◀ 從側面看

1 **蹲馬步預備**

蹲馬步站好，背脊挺直，四指放在大腿內
側，大拇指在大腿外側。

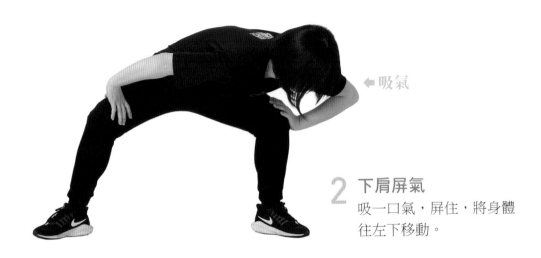

←吸氣

2 **下肩屏氣**
吸一口氣，屏住，將身體
往左下移動。

吐氣←

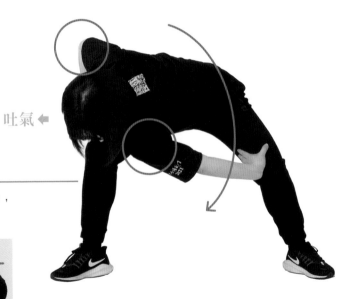

CHECK!

身體由左往右移動時，
需與地面平行。

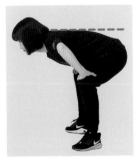

3 **拉高低肩**
吐氣時，將身體移動到右邊，左手手肘打
直，左肩頭下沉，高低肩拉出來。扭轉脊
椎3次，吐氣，有活動伸展整脊的效果。

4 過肩看膝蓋

抬頭，再轉頭，過肩看膝蓋，停氣。

CHECK!

左肩往下，右肩往上。
把視線往左邊膝蓋方向
看過去。

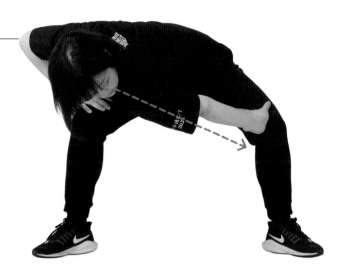

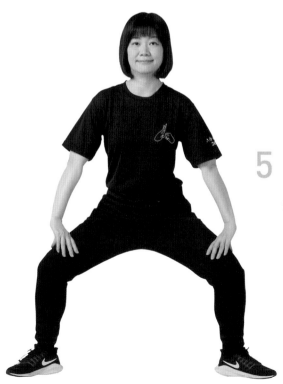

5 放鬆換邊練習

身體回正放鬆，自然吸氣。
換另一邊重複相同動作。

雙手攀足固腎腰

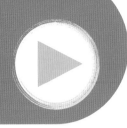

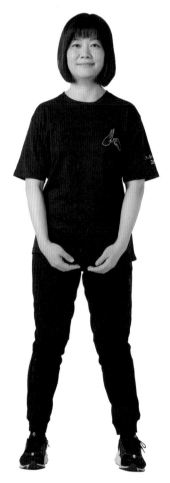

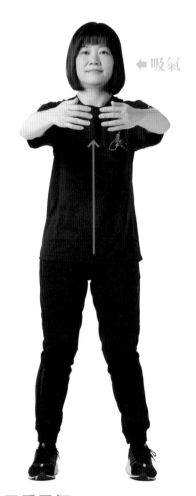

◀吸氣

1 身體放鬆預備

腳與肩同寬,背脊挺直,
雙手放鬆。

2 平肩屏氣

提肘,雙手如抱球,緩緩抬
起,再慢慢吸氣,雙手高度不
過肩,十指相對。吸足氣後,
氣下沉到肚臍下方的中極穴。

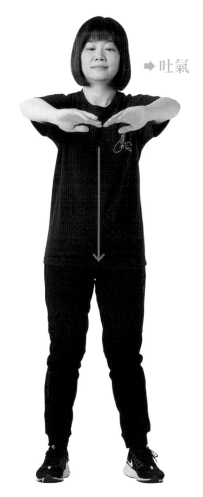

➡ 吐氣

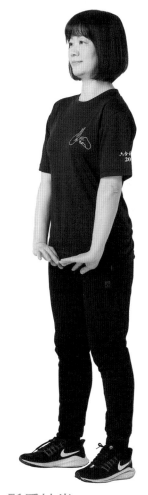

3 **反掌朝下**
掌心朝下，十指相對，雙手
自然往下垂，吐氣。

4 **鬆肩按掌**
雙手垂放到底，掌根按住，
十指仍需相對，縮小腹，收
下顎，停氣9秒。

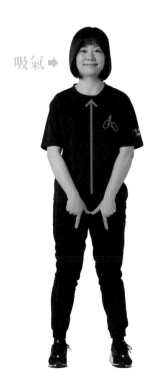

吸氣➡

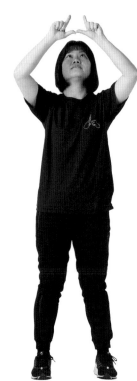

5 手比七上提

雙手比七，大拇指相
碰，手貼著身體中線往
上走，再慢慢吸氣。

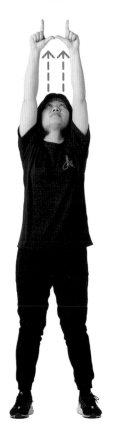

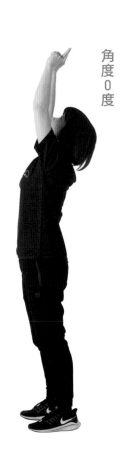

角度0度

6 縱身伸展第一次

過肩掌心往外翻轉，眼睛
順著手往上看拉高。

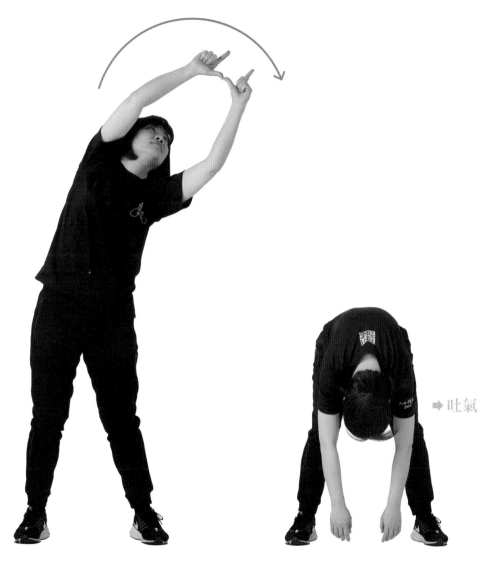

➡️吐氣

7 **左彎腰**
肩肘放鬆，向左彎腰，
屏氣。

8 **身體前旋**
身體往下甩，吐氣。頭放鬆
自然下垂。

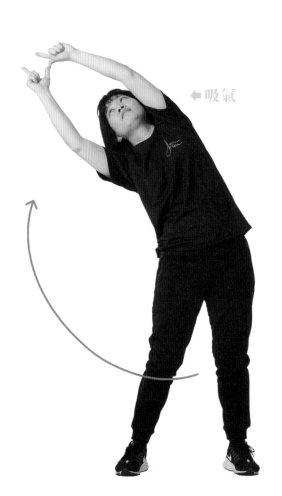

←吸氣

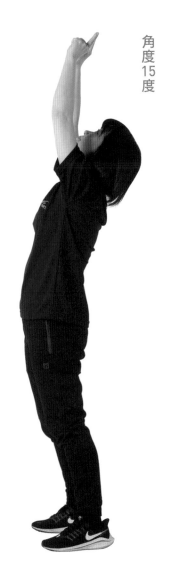

角度15度

9 **右提後旋**
將身體向右提起，往後旋，吸氣。

10 **縱身伸展第二次**
頭手回到身體中線，拉伸背部。

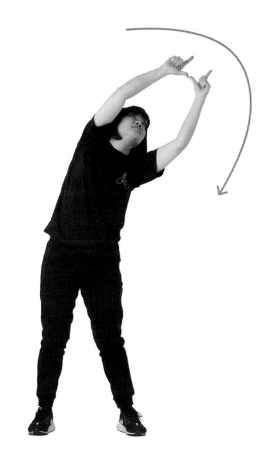

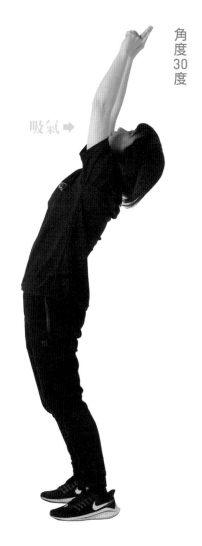

角度
30度

吸氣 ➡

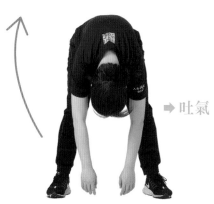

➡ 吐氣

11 **彎腰再前旋**
向左彎腰，往下甩，
吐氣。

12 **縱身伸展第三次**
向右提起，往後旋，吸氣，
頭手回到身體中線，下顎往
後伸，**拉伸頸椎**。

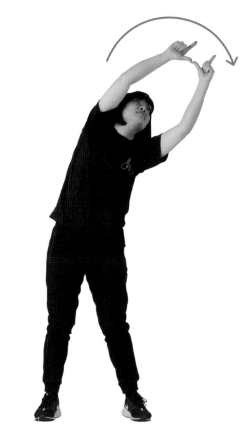

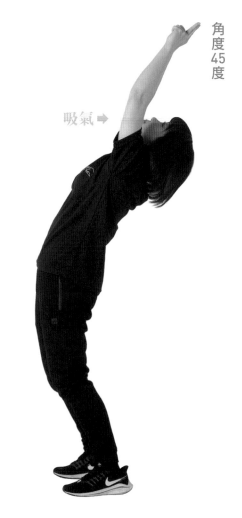

角度45度

吸氣 ➡

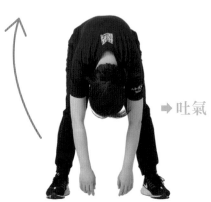

➡吐氣

13 彎腰再前旋
向左彎腰，往下甩，
吐氣。

14 縱身伸展第四次
向右提起，往後旋，吸氣，
頭手回到身體中線，腰往後
伸，**拉伸腰椎**。

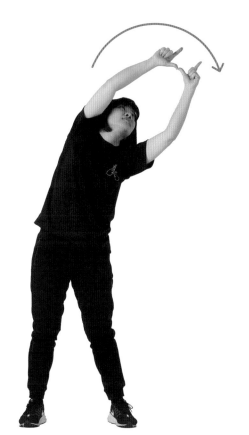

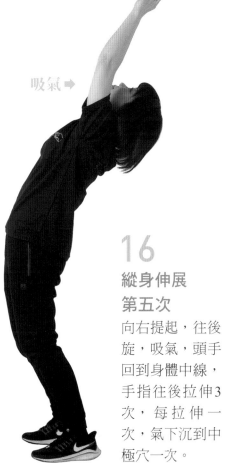

吸氣 ➡

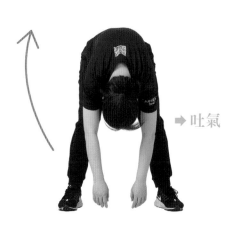

➡ 吐氣

16
縱身伸展
第五次
向右提起,往後
旋,吸氣,頭手
回到身體中線,
手指往後拉伸3
次,每拉伸一
次,氣下沉到中
極穴一次。

15 **彎腰再前旋**
向左彎腰,往下甩,
吐氣。

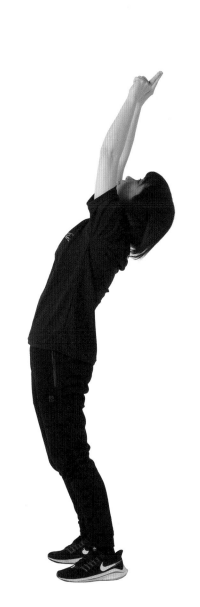

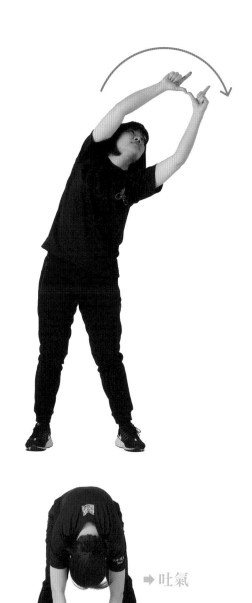

➡ 吐氣

17 放鬆屏氣
身體往前找自己最放
鬆的角度，屏氣。

18 彎腰再前旋
向左彎腰，往下甩，
吐氣。

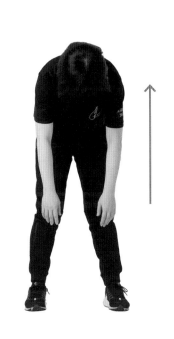

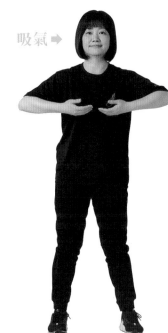

吸氣 ➡

19

提氣起身

用身體帶動雙手
起身，慢慢吸
氣。身體回正，
再抬頭，提手，
手心朝上，再吸
一口氣。

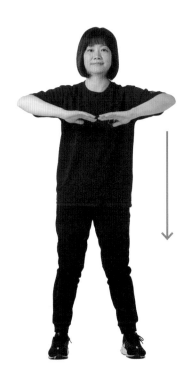

20　反掌朝下

手掌反轉，掌心朝下，
彎腰往下甩，吐氣。

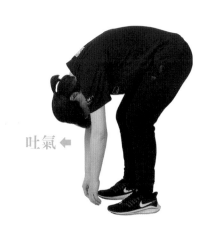

吐氣 ⬅

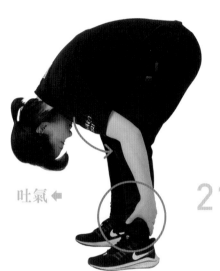

吐氣 ←

21 抱腳後跟

虎口抓住腳後跟，肩膀往膝蓋方向壓3次，吐氣3次，把腹部的氣壓出來。

吸氣 →

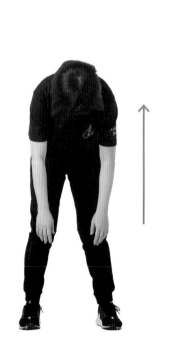

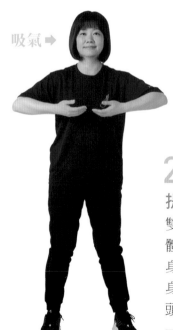

22

提氣起身

雙手放鬆，用身體帶動雙手起身，慢慢吸氣。身體回正，再抬頭，提手，再吸一口氣。

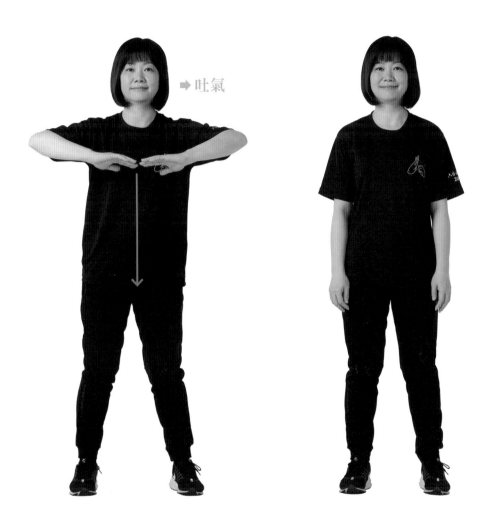

➡ 吐氣

23 放鬆換邊練習

掌心朝下，雙手下垂，吐氣，雙手放鬆。
換另一邊重複相同動作。

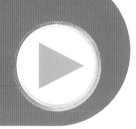

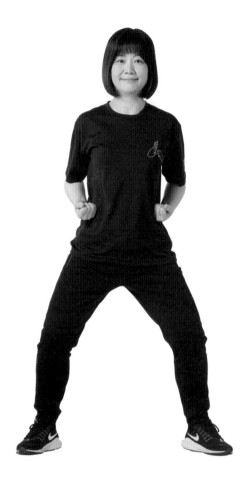

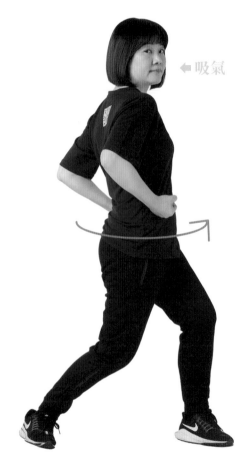

← 吸氣

1 馬步預備
蹲馬步站好,擺拳,肩膀後收,下顎內收。

2 扭腰吸氣
頭不動,向左扭腰,吸氣,再扭一下。

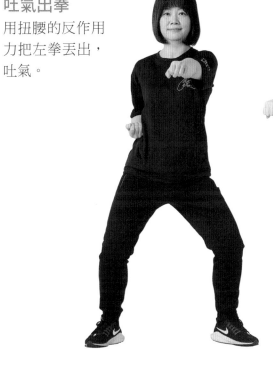
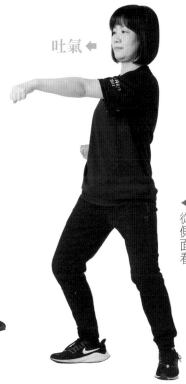

3 **吐氣出拳**
用扭腰的反作用
力把左拳丟出，
吐氣。

吐氣 ←

◀ 從側面看

4 **手背相靠**
右手往前伸，雙手背相靠，
掌心往外旋到最緊。

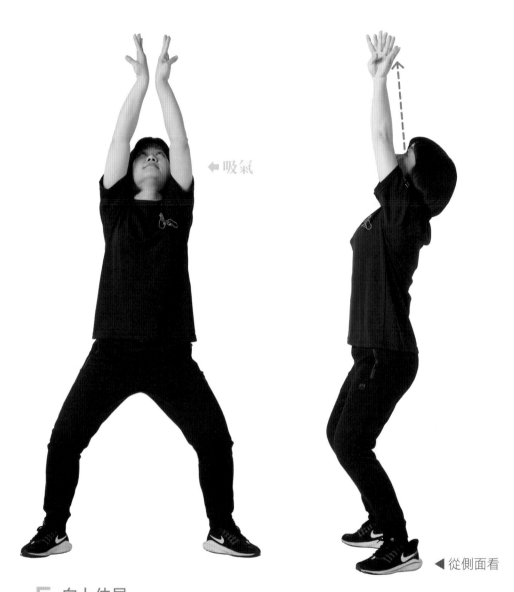

◄ 吸氣

◄ 從側面看

5　向上伸展

　　手臂往上抬，吸氣，眼睛看手。臀往下坐，
背挺直，氣下沉中極穴3次，屏氣9秒。

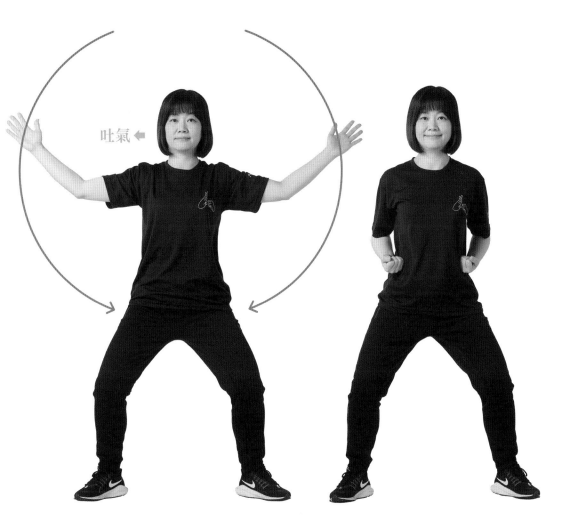

吐氣

6 畫大圓下

雙手放鬆，掌心朝前，頭回正，
畫大圓下，吐氣。

7 擺拳換邊練習

擺拳。換另一邊重複相同動作。
收腿。

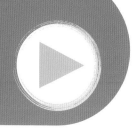

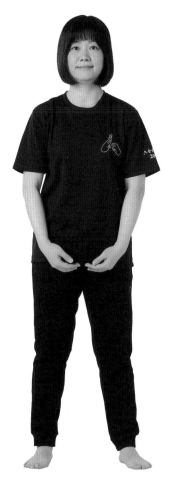

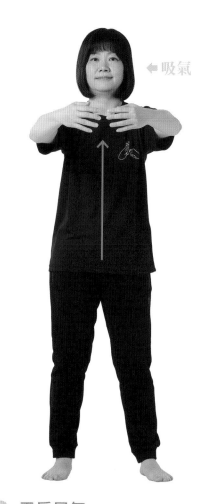

← 吸氣

1 **身體放鬆預備**
　腳比肩窄一點，背脊挺直，
　雙手放鬆。

2 **平肩屏氣**
　提肘，雙手如抱球，緩緩抬
　起，再慢慢吸氣，雙手高度不
　過肩，十指相對。吸足氣後，
　氣下沉到肚臍下方的中極穴。

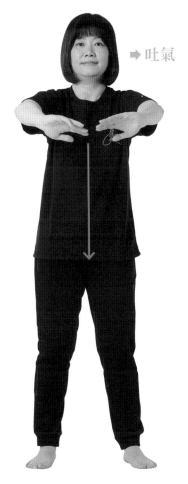

→ 吐氣

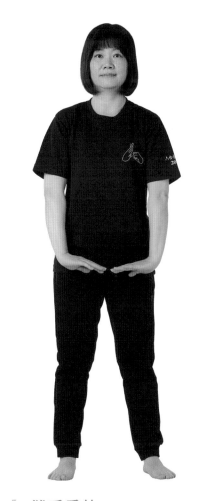

3 **反掌朝下**
掌心朝下,十指相對,雙手
自然往下垂,吐氣。

4 **雙手垂放**
雙手往下垂放到底,掌根按
住,推肘,縮小腹,收下顎,
停氣9秒。

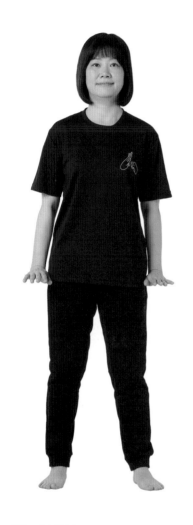

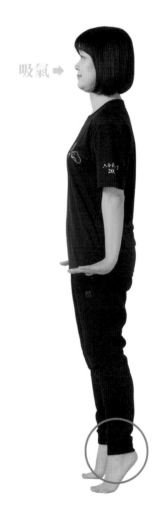

吸氣➡

5 **放鬆擺手**
肚子放鬆,雙手擺身體
兩側。

6 **踮腳按掌**
踮腳,吸氣。氣下沉中極穴
3次,屏氣9秒。

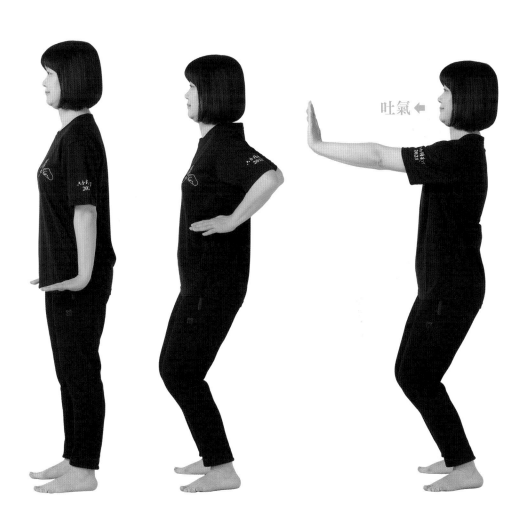

吐氣 ←

7 腳跟落地
腳跟落地，身體直直往下坐，提肘，雙手往外橫推，吐氣。

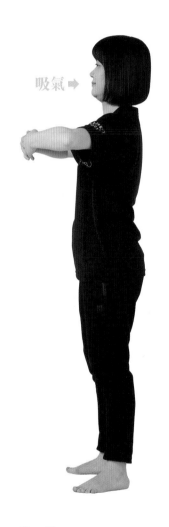

吸氣 ➡

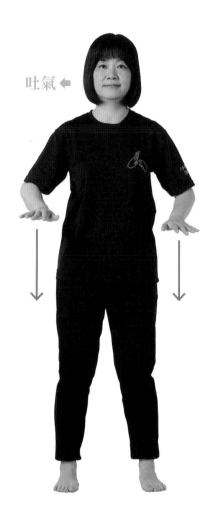

吐氣 ⬅

8 抱圓起身
手肘放鬆，雙手抱圓
起身，吸氣。

9 反掌向下
掌心朝下，從身體兩側
下來，吐氣。

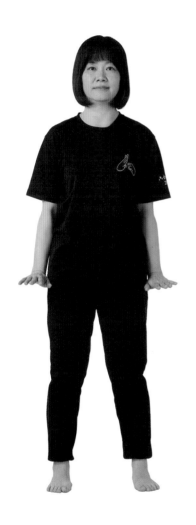
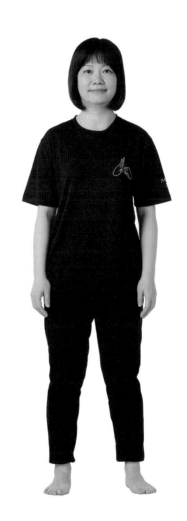

10 放鬆結束
雙手垂放到底後，放鬆。

台灣廣廈 國際出版集團
Taiwan Mansion International Group

國家圖書館出版品預行編目（CIP）資料

鬼手武醫八段錦【修練精解版】：從「調息、伸展、正脊、排毒」
探索流傳百年的健身功法，深入通經絡、抗百病、強化自癒力的
精髓！／張振澤著. -- 初版. -- 新北市：蘋果屋，2023.06
面； 公分
ISBN 978-626-96826-9-0（平裝）
1.CST: 氣功 2.CST: 養生

413.94   112004106

蘋果屋
APPLE HOUSE

鬼手武醫八段錦【修練精解版】
從「調息、伸展、正脊、排毒」探索流傳百年的健身功法，
深入通經絡、抗百病、強化自癒力的精髓！

作　　　者／張振澤　　　　　　　編輯中心編輯長／張秀環・編輯／許秀妃
動作示範・校對協力／鄭昀育　　　封面設計／何偉凱・內頁排版／菩薩蠻數位文化有限公司
攝　　　影／子宇影像有限公司（徐榕志）　製版・印刷・裝訂／東豪・弼聖・明和
妝　　　髮／彭紀螢

行企研發中心總監／陳冠蒨　　　　線上學習中心總監／陳冠蒨
媒體公關組／陳柔彣　　　　　　　數位營運組／顏佑婷
綜合業務組／何欣穎　　　　　　　企製開發組／江季珊

發　行　人／江媛珍
法律顧問／第一國際法律事務所 余淑杏律師・北辰著作權事務所 蕭雄淋律師
出　　版／蘋果屋
發　　行／蘋果屋出版社有限公司
　　　　　地址：新北市235中和區中山路二段359巷7號2樓
　　　　　電話：（886）2-2225-5777・傳真：（886）2-2225-8052

代理印務・全球總經銷／知遠文化事業有限公司
　　　　　地址：新北市222深坑區北深路三段155巷25號5樓
　　　　　電話：（886）2-2664-8800・傳真：（886）2-2664-8801
郵政劃撥／劃撥帳號：18836722
　　　　　劃撥戶名：知遠文化事業有限公司（※單次購書金額未達1000元，請另付70元郵資。）

■出版日期：2023年06月
ISBN：978-626-96826-9-0